Svezzamento con Affetto Unire Famiglia e Nutrizione per una Crescita Felice

Cucinare con Amore, Crescere con Gioia: Guida Pratica per Genitori e Bambini

DI DAYANA D'ANGELO

Sommario

Capitolo I: Introduzione allo svezzamento

Lo svezzamento rappresenta un momento fondamentale nella vita di un bambino e della sua famiglia, segnando il passaggio dall'alimentazione esclusivamente liquida, basata sul latte materno o sul latte formulato, a un'alimentazione solida che aprirà il piccolo a una varietà infinita di sapori, texture e nutrienti. Questo processo non è solo un passo cruciale per lo sviluppo fisico del bambino, ma anche un'esperienza che influenzerà le sue abitudini alimentari future e il rapporto con il cibo.

Iniziare lo svezzamento al momento giusto è essenziale. I bambini sono generalmente pronti a iniziare tra i 4 e i 6 mesi di età, quando iniziano a mostrare interesse per il cibo e hanno sviluppato la capacità di tenere la testa in posizione eretta e di inghiottire cibi più solidi del latte. È importante osservare questi segnali di prontezza piuttosto che fissarsi su un'età specifica, poiché ogni bambino si sviluppa a suo ritmo.

Lo svezzamento segna l'inizio dell'autonomia alimentare del bambino, un'esperienza che va ben oltre il semplice atto di nutrirsi. È un'opportunità per esplorare e interagire con il mondo in un modo completamente nuovo, attraverso il cibo. Questo periodo di scoperta non riguarda solo i gusti e le preferenze personali; è anche un momento in cui il bambino inizia a sviluppare abilità motorie fini, come la capacità di afferrare piccoli oggetti, e abilità sociali, partecipando ai pasti in famiglia e imparando dai comportamenti degli altri.

Introdurre un'ampia varietà di cibi durante lo svezzamento è cruciale per garantire che il bambino riceva tutti i nutrienti necessari per la sua crescita e sviluppo. Questo periodo iniziale è anche fondamentale per prevenire future allergie alimentari, esponendo il bambino a diversi alimenti in un ambiente controllato e sicuro. È importante procedere gradualmente, introducendo nuovi cibi uno alla volta e osservando attentamente eventuali reazioni allergiche.

Al di là dell'aspetto nutrizionale, lo svezzamento gioca un ruolo significativo nello sviluppo del legame tra il bambino e i membri della famiglia. È un'esperienza condivisa che rafforza i legami affettivi, con i genitori che si adoperano per preparare pasti sani e stimolanti, trasmettendo al bambino l'importanza del cibo non solo come nutrimento ma come espressione di cura e amore.

Il successo dello svezzamento non si misura solo dalla quantità di cibo ingerito, ma anche dall'esperienza complessiva di apprendimento e divertimento. È fondamentale avvicinarsi a questo processo con pazienza, ascoltando e rispettando i ritmi e le preferenze del bambino, senza forzare o stressare. Questo approccio positivo e inclusivo preparerà il terreno per un rapporto sano e gioioso con il cibo, che durerà tutta la vita.

Avanzando verso il prossimo passo, è importante riconoscere i segnali che indicano la prontezza del bambino a iniziare lo svezzamento. Questa attenzione ai dettagli e alla preparazione del bambino e della famiglia per il viaggio che sta per iniziare è cruciale per garantire un processo di svezzamento sicuro, piacevole ed efficace.

Riconoscere i segnali di prontezza al cibo solido nei bambini è un passaggio cruciale che indica il momento opportuno per iniziare lo svezzamento. Questi segnali non sono solo indicatori fisici, ma anche evolutivi, mostrando che il bambino ha raggiunto le tappe di sviluppo necessarie per gestire e beneficiare degli alimenti solidi. Identificare correttamente questi segnali garantisce che il processo di svezzamento inizi nel modo più benefico per il bambino, supportandone la crescita e lo sviluppo in modo sicuro ed efficace.

Uno dei primi segnali che il bambino è pronto per lo svezzamento è la capacità di mantenere una posizione seduta stabile, con un controllo sufficiente della testa e del collo. Questa abilità è fondamentale perché consente al bambino di ingoiare cibi solidi più facilmente e riduce il rischio di soffocamento. Inoltre, un interesse crescente per il cibo, manifestato dal desiderio di toccare o annusare il cibo degli adulti o seguire con lo sguardo il cibo mentre viene portato alla bocca, suggerisce che il bambino potrebbe essere pronto a esplorare gusti e consistenze oltre il latte.

Un altro segnale significativo è la riduzione del riflesso di estrusione, che fa sì che il bambino spinga fuori con la lingua gli oggetti solidi inseriti nella bocca. La diminuzione di questo riflesso naturale permette al bambino di iniziare a lavorare il cibo con la lingua e a deglutire solidi in modo più efficace. Inoltre, la capacità del bambino di mostrare fame o sazietà attraverso gesti o espressioni e il suo crescente interesse a partecipare ai pasti in famiglia, cercando di raggiungere il cibo e dimostrando curiosità, sono indicatori chiari che il momento di iniziare lo svezzamento potrebbe essere vicino.

È importante notare che questi segnali possono variare leggermente da bambino a bambino e che non tutti possono apparire contemporaneamente. I genitori dovrebbero osservare il loro bambino per un periodo per assicurarsi di riconoscere correttamente questi segnali di prontezza. Anche consultare un pediatra può fornire ulteriore sicurezza e consiglio personalizzato, assicurando che sia il momento giusto per il bambino di iniziare lo svezzamento.

Dopo aver riconosciuto i segnali di prontezza, è fondamentale avvicinarsi allo svezzamento con un atteggiamento informato e preparato. Ciò include comprendere i principi di base di uno svezzamento sicuro ed efficace, che sarà il focus del prossimo passo. Questa preparazione assicura non solo che il bambino riceva i nutrienti di cui ha bisogno per crescere sano e forte, ma anche che l'esperienza dello svezzamento sia positiva e gratificante per entrambi, bambino e familiari, ponendo le basi per abitudini alimentari sane che dureranno una vita.

Dopo aver riconosciuto i segnali che indicano la prontezza del bambino allo svezzamento, è fondamentale comprendere e applicare i principi base per un processo sicuro ed efficace. Uno svezzamento condotto nel modo giusto non solo garantisce che il bambino riceva i nutrienti essenziali per la sua crescita, ma aiuta anche a sviluppare un rapporto positivo con il cibo, che sarà fondamentale per le sue future abitudini alimentari.

Primo fra tutti, la sicurezza alimentare è cruciale. Assicurarsi che il cibo sia preparato e conservato in modo igienico riduce il rischio di esposizione a batteri e virus potenzialmente dannosi. I cibi devono essere lavati accuratamente, e gli utensili e le superfici utilizzate per la preparazione dei pasti devono essere puliti. Inoltre, è essenziale prestare attenzione alla dimensione e alla consistenza degli alimenti per prevenire il rischio di soffocamento. Alimenti come uva, noci, e pezzi grandi di carne o verdura devono essere tagliati in pezzi piccoli e gestibili, o adeguatamente frullati o schiacciati a seconda dell'età e delle capacità di masticazione del bambino.

Il secondo principio è la gradualità nell'introduzione di nuovi alimenti. Iniziare con porzioni piccole e aumentare gradualmente la quantità permette al bambino di adattarsi ai nuovi sapori e consistenze, oltre a facilitare l'identificazione di eventuali reazioni allergiche. È consigliato introdurre un nuovo alimento alla volta e attendere alcuni giorni prima di aggiungerne un altro, osservando attentamente il bambino per possibili segni di allergia o intolleranza.

Un terzo aspetto fondamentale è l'equilibrio nutrizionale. Durante lo svezzamento, è importante che il bambino riceva una varietà di alimenti che coprano tutti i gruppi nutrizionali principali: carboidrati, proteine, grassi, vitamine e minerali. Questo non solo supporta una crescita fisica ottimale, ma aiuta anche a stabilire preferenze alimentari varie ed equilibrate. L'integrazione di ferro, particolarmente importante nei primi anni di vita, può provenire da fonti come cereali fortificati, carne, legumi e verdure a foglia verde.

Favorire l'autonomia del bambino durante i pasti è un altro principio chiave. Anche se può risultare più disordinato, permettere ai bambini di esplorare il cibo con le mani e di provare a mangiare da soli supporta lo sviluppo delle loro abilità motorie fini e promuove un senso di indipendenza e fiducia in sé stessi. Questo approccio richiede pazienza e incoraggiamento da parte dei familiari, ricordando che lo svezzamento è tanto un processo di apprendimento quanto di nutrizione.

Infine, è essenziale mantenere un ambiente positivo durante i pasti, evitando pressioni o stress. I pasti dovrebbero essere momenti piacevoli e di condivisione, incoraggiando il bambino a esplorare nuovi cibi senza forzature. Celebrare i piccoli successi e rimanere coerenti, pur essendo flessibili, aiuta a costruire una routine alimentare che il bambino percepisce come sicura e confortevole.

Questi principi di base dello svezzamento, una volta compresi e messi in pratica, preparano il terreno non solo per una transizione alimentare riuscita, ma anche per instaurare le fondamenta di una vita di sane abitudini alimentari. La preparazione della famiglia per questo importante passaggio, inclusa la comprensione e l'accettazione delle responsabilità condivise nel processo di svezzamento, è il passo successivo per garantire che tutti i membri della famiglia siano coinvolti e supportino il bambino in questa fase cruciale della sua crescita.

La preparazione della famiglia per l'inizio dello svezzamento è un passo cruciale che va oltre la semplice introduzione di nuovi alimenti nella dieta del bambino. Questo momento rappresenta un'opportunità di crescita, apprendimento e condivisione per tutti i membri della famiglia, richiedendo un approccio olistico che consideri sia gli aspetti pratici sia quelli emotivi del processo.

Prima di tutto, è fondamentale che i genitori comprendano l'importanza di presentare una fronte unita. La coerenza nelle abitudini alimentari, negli orari dei pasti e nelle risposte alle eventuali difficoltà che possono emergere durante lo svezzamento è essenziale per fornire al bambino un senso di sicurezza e stabilità. Discutere e accordarsi su principi e prassi comuni può aiutare a evitare confusione e mandare messaggi chiari e coerenti al bambino.

In secondo luogo, coinvolgere attivamente tutti i membri della famiglia nel processo di svezzamento può rafforzare il legame familiare e promuovere un ambiente di supporto. Fratelli e sorelle maggiori possono essere coinvolti nella preparazione dei pasti, nella scelta di nuovi cibi da introdurre o semplicemente nel mostrare entusiasmo per il cibo durante i pasti condivisi. Questo non solo aiuta il bambino a sentirsi parte di un'esperienza familiare collettiva, ma offre anche ai fratelli maggiori un senso di responsabilità e appartenenza.

È inoltre importante che la famiglia adotti un approccio educativo, prendendosi il tempo per discutere e pianificare insieme il processo di svezzamento. Ciò può includere la lettura di libri o articoli sull'argomento, la partecipazione a workshop o seminari, o semplicemente lo scambio di esperienze e consigli con altri genitori. Un'educazione continua aiuta i genitori a sentirsi più sicuri nelle loro decisioni e offre strumenti pratici per affrontare le sfide che possono presentarsi.

Adattare lo spazio dei pasti alle esigenze del bambino e della famiglia è un altro aspetto cruciale. Creare un'area dedicata, confortevole e priva di distrazioni per i pasti incoraggia il bambino a concentrarsi sul cibo e sulle abilità di alimentazione. Questo spazio può diventare un luogo di interazione, dialogo e condivisione, fondamentale per lo sviluppo sociale ed emotivo del bambino.

Infine, prepararsi emotivamente allo svezzamento è tanto importante quanto i preparativi pratici. Riconoscere che ci saranno momenti di frustrazione, disordine e incertezza può aiutare i genitori a mantenere la pazienza e l'ottimismo. Celebrare i piccoli progressi e mantenere un atteggiamento positivo di fronte alle sfide rafforza il legame tra genitori e figli e promuove un ambiente familiare sereno e accogliente.

Creare un ambiente positivo e stimolante per i pasti, il prossimo passo fondamentale, non riguarda solo l'aspetto fisico dello spazio, ma anche l'atmosfera emotiva e relazionale che si sviluppa intorno al tavolo. Un approccio basato sulla comprensione, l'accettazione e il supporto reciproco all'interno della famiglia è cruciale per incoraggiare un dialogo aperto e la condivisione durante i pasti, ponendo le basi per una crescita felice e armoniosa.

Creare un ambiente positivo e stimolante per i pasti è essenziale per facilitare il processo di svezzamento e incoraggiare le buone abitudini alimentari fin dalla più tenera età. Questo non si limita solo a preparare un'area fisica accogliente e sicura per mangiare, ma abbraccia anche l'atmosfera emotiva che si crea intorno al tavolo durante i pasti, contribuendo a costruire una relazione sana e gioiosa con il cibo.

La realizzazione di uno spazio dedicato ai pasti, libero da distrazioni come televisori o dispositivi elettronici, permette ai membri della famiglia di concentrarsi l'uno sull'altro e sul cibo. Questo spazio dovrebbe essere luminoso, colorato e confortevole, con sedie adatte all'altezza dei bambini, per farli sentire parte integrante del momento del pasto. Un ambiente visivamente stimolante può includere tovagliette, piatti e posate colorate o con disegni che attraggano l'interesse del bambino, rendendo il momento del pasto più invitante e divertente.

La comunicazione gioca un ruolo fondamentale nell'ambiente dei pasti. Parlare di cosa si sta mangiando, le sue origini, i suoi sapori e benefici nutrizionali può stimolare la curiosità e l'apprendimento del bambino. Questi momenti diventano opportunità per insegnare ai bambini non solo su cibo e nutrizione, ma anche su cultura, tradizioni familiari e importanza della condivisione e gratitudine per il cibo che hanno davanti.

La partecipazione attiva dei bambini nella preparazione dei pasti, compatibilmente con la loro età e abilità, rafforza il loro interesse e apprezzamento per il cibo. Anche compiti semplici come lavare la frutta, mescolare ingredienti o impostare il tavolo possono trasformare il pasto in un'esperienza di apprendimento e orgoglio. Questo coinvolgimento aiuta a sviluppare l'autonomia e la fiducia in se stessi, mostrando ai bambini il valore del loro contributo alla famiglia.

Gestire con pazienza e comprensione le inevitabili fuoriuscite o il disordine che accompagnano l'apprendimento dei bambini a mangiare solidi è importante per mantenere l'atmosfera positiva. Incoraggiare piuttosto che rimproverare, e mostrare come pulire dopo sé, insegna responsabilità e cura personale in modo costruttivo.

Celebrare i successi, sia grandi che piccoli, e mantenere un atteggiamento positivo anche di fronte alle difficoltà, contribuisce a creare ricordi felici associati al cibo e ai momenti condivisi in famiglia. Questo rinforza il messaggio che mangiare insieme è un'attività piacevole e importante, oltre a essere una parte fondamentale della giornata.

Questi principi e pratiche all'interno del contesto familiare non solo facilitano un processo di svezzamento sereno e positivo, ma pongono anche le basi per il prossimo capitolo del viaggio alimentare del bambino: l'esplorazione di cibi solidi e la comprensione dell'importanza di una nutrizione equilibrata. Man mano che il bambino cresce e diventa più avventuroso con il cibo, la conoscenza e l'approccio ai principi nutrizionali diventano sempre più importanti, segnando la transizione verso una dieta che supporti la sua crescita e sviluppo continuo.

Capitolo 2: Fondamenti di Nutrizione per i Piccoli

Nel viaggio dello svezzamento, uno degli aspetti più cruciali è garantire che il bambino riceva tutti i nutrienti essenziali per supportare la sua crescita e sviluppo. Questo periodo di transizione dall'alimentazione liquida a quella solida apre nuove opportunità per introdurre una varietà di alimenti nutrienti. Capire quali sono questi nutrienti e perché sono importanti è fondamentale per preparare pasti equilibrati che favoriscano la salute a lungo termine del bambino.

I nutrienti essenziali includono un ampio spettro di vitamine, minerali, proteine, carboidrati e grassi, ciascuno con un ruolo specifico nel promuovere lo sviluppo sano. Le proteine, per esempio, sono fondamentali per la crescita e la riparazione dei tessuti corporei. Non si tratta solo della quantità, ma anche della qualità delle proteine introdotte, privilegiando fonti facilmente assimilabili come carni magre, latticini, legumi e uova.

I carboidrati forniscono l'energia necessaria per sostenere l'attività fisica e il corretto funzionamento del cervello. È importante scegliere carboidrati complessi, come quelli presenti nei cereali integrali, frutta e verdura, che oltre all'energia apportano fibre, essenziali per la salute digestiva.

I grassi svolgono un ruolo chiave nello sviluppo cerebrale e nell'assorbimento delle vitamine liposolubili (A, D, E e K). Optare per fonti sane di grassi, come l'avocado, il pesce grasso (ricco di omega-3), e gli oli vegetali, è essenziale per supportare lo sviluppo cognitivo e visivo.

Le vitamine e i minerali sono componenti vitali per il sistema immunitario, la salute ossea e il funzionamento cellulare. Vitamina C, ferro, calcio e zinco sono solo alcuni degli elementi che devono essere adeguatamente rappresentati nella dieta dello svezzamento. Il ferro, in particolare, è cruciale per prevenire l'anemia e supportare lo sviluppo cognitivo, e può essere trovato in carni rosse, legumi e cereali fortificati. Il calcio è necessario per la costruzione di ossa e denti forti, con fonti primarie che includono latticini, verdure a foglia verde e tofu.

Incorporare una varietà di questi nutrienti nei pasti del bambino non solo garantisce che le sue esigenze nutrizionali siano soddisfatte, ma aiuta anche a esporlo a diversi sapori e consistenze, promuovendo abitudini alimentari sane. È importante ricordare che ogni bambino è unico, e le quantità e tipologie di nutrienti necessarie possono variare in base a fattori individuali come l'età, il peso e l'attività fisica.

Nel contesto dello svezzamento, l'approccio alla nutrizione deve essere flessibile ma informato, con un occhio attento alla qualità e alla varietà degli alimenti offerti. Questo approccio non solo soddisfa le necessità fisiche immediate del bambino ma pone anche le basi per preferenze alimentari positive e una relazione sana con il cibo che durerà una vita.

Proseguendo nel viaggio alimentare del bambino, il prossimo passo è capire come bilanciare questi nutrienti essenziali attraverso i vari gruppi alimentari, assicurando pasti che siano non solo nutrienti ma anche equilibrati e gustosi, un principio che verrà esplorato più a fondo nel punto successivo.

Bilanciare i gruppi alimentari nel corso dello svezzamento è una strategia fondamentale per garantire che il bambino riceva un'ampia gamma di nutrienti essenziali, supportando la sua crescita e lo sviluppo in modo olistico. Questo approccio non solo assicura l'apporto di tutte le vitamine, minerali, proteine, carboidrati e grassi necessari, ma aiuta anche a instillare varietà e piacere nel mangiare sin dall'infanzia.

Una dieta equilibrata durante lo svezzamento dovrebbe includere una varietà di cibi dai seguenti gruppi alimentari:

- **Frutta e Verdura**: Questi alimenti sono fonti preziose di vitamine, minerali e fibre. Incoraggiare il consumo di una vasta gamma di frutta e verdura di diversi colori può aiutare a garantire un'ampia copertura di nutrienti. Le puree e le pappe sono un ottimo modo per introdurre questi alimenti, graduando la consistenza man mano che il bambino si abitua ai solidi.
- **Cereali e Carboidrati**: Forniscono l'energia necessaria per la crescita e lo sviluppo. Scegliere cereali integrali, come l'avena, il riso integrale e il pane integrale, può offrire benefici aggiuntivi grazie al loro contenuto di fibre, che aiutano a mantenere un sistema digestivo sano.
- **Proteine**: Sono essenziali per la crescita dei tessuti e il funzionamento del corpo. Le fonti proteiche possono

includere carne magra, pesce, uova, legumi e prodotti lattiero-caseari. È importante variare le fonti di proteine per esporre il bambino a diversi nutrienti; ad esempio, il pesce grasso è una buona fonte di acidi grassi omega-3, importanti per lo sviluppo cerebrale.

- **Latticini**: Questi alimenti forniscono calcio, necessario per lo sviluppo di ossa e denti forti, oltre a proteine e vitamina D. Yogurt, formaggi morbidi e latte (come appropriato per l'età) sono ottimi componenti di una dieta equilibrata.
- **Grassi**: Sebbene il consumo di grassi debba essere monitorato, i grassi sani sono vitali per lo sviluppo cerebrale e l'assorbimento di vitamine. Includere fonti di grassi sani, come olio d'oliva, avocado e pesce grasso, può promuovere un buon sviluppo senza apportare grassi saturi non salutari.

È importante notare che, sebbene l'equilibrio sia cruciale, non ogni pasto deve contenere tutti questi gruppi alimentari in proporzioni uguali. Piuttosto, l'obiettivo dovrebbe essere quello di bilanciare l'apporto di nutrienti nel corso della giornata o della settimana. Questo approccio permette flessibilità e riduce la pressione di preparare pasti "perfetti" ad ogni occasione, incoraggiando invece la varietà e l'esplorazione di nuovi cibi.

Un aspetto chiave nel bilanciare i gruppi alimentari è anche considerare le esigenze nutrizionali specifiche del bambino, che possono variare in base all'età, al livello di attività e ad altri fattori individuali. Per esempio, i bambini che stanno crescendo rapidamente o quelli più attivi potrebbero avere bisogno di porzioni leggermente maggiori di alcuni gruppi alimentari, come proteine o carboidrati.

Incorporare una varietà di alimenti da ogni gruppo alimentare assicura che il bambino non solo riceva tutti i nutrienti necessari per la sua crescita, ma sviluppi anche un palato aperto a diverse esperienze gustative. Questa apertura può aiutare a prevenire la selettività alimentare in futuro, promuovendo abitudini alimentari sane che dureranno una vita. Proseguendo nel percorso dello svezzamento, è essenziale considerare l'integrazione di ferro, calcio e altre vitamine importanti, argomenti che saranno trattati nel dettaglio nel punto successivo, per assicurare una nutrizione completa e bilanciata.

L'integrazione di ferro, calcio e vitamine importanti è un pilastro fondamentale nello sviluppo di una strategia alimentare durante lo svezzamento. Questi nutrienti sono essenziali per la crescita e lo sviluppo ottimali del bambino e richiedono un'attenzione particolare per garantire che siano adeguatamente forniti attraverso la dieta.

Il **ferro** gioca un ruolo cruciale nella formazione dell'emoglobina, una proteina dei globuli rossi che trasporta ossigeno in tutto il corpo. Una carenza di ferro può portare a anemia, che può influenzare negativamente lo sviluppo cognitivo e fisico del bambino. Durante lo svezzamento, è importante introdurre fonti di ferro come carne magra, pollame, pesce, legumi, e cereali fortificati. Le fonti vegetali di ferro sono meglio assorbite quando consumate insieme a vitamina C, trovata in frutta e verdura come arance, fragole, peperoni e broccoli, che può aiutare a ottimizzare l'assorbimento del ferro.

Il **calcio** è un altro minerale vitale, necessario per costruire ossa e denti forti. È anche importante per la funzione muscolare e nervosa. Durante lo svezzamento, il calcio può essere fornito attraverso l'introduzione di latticini, come yogurt e formaggi, e attraverso fonti non lattiero-casearie, come broccoli, cavoli, tofu e latte fortificato con calcio. Dato che la vitamina D è cruciale per l'assorbimento del calcio, garantire un'adeguata esposizione alla luce solare o considerare fonti alimentari di vitamina D può essere importante per massimizzare l'assorbimento del calcio.

Le **vitamine** giocano svariate funzioni critiche nel corpo, supportando processi come la vista, il sistema immunitario e la crescita. La vitamina A, per esempio, è fondamentale per la salute visiva e la funzione immunitaria e può essere trovata in alimenti come patate dolci, carote e verdure a foglia verde scuro. Le vitamine del gruppo B, inclusa la vitamina B12 trovata in carne, pesce, latticini e alimenti fortificati, sono essenziali per il metabolismo energetico e la formazione del sangue. La vitamina D, necessaria per la salute delle ossa, può essere ottenuta attraverso l'esposizione al sole e da alimenti come il pesce grasso e i latticini fortificati.

Durante lo svezzamento, è importante tenere a mente che la qualità e la varietà degli alimenti introdotti possono fare una grande differenza nell'assicurare che il bambino riceva questi nutrienti critici. Preparare pasti colorati e vari può essere un modo efficace per incorporare una gamma di fonti di nutrienti essenziali, promuovendo al contempo l'esplorazione e l'accettazione di nuovi cibi da parte del bambino.

È anche fondamentale monitorare le quantità di questi nutrienti nella dieta del bambino. Troppo poco può portare a carenze, mentre troppo può causare altri problemi di salute. Consultare un pediatra o un dietologo pediatrico può fornire orientamenti preziosi nella personalizzazione dell'approccio nutrizionale per soddisfare le esigenze individuali del bambino, tenendo conto di fattori come l'età, il peso, l'attività fisica e qualsiasi condizione di salute esistente.

Nel passaggio successivo, si esplorerà come gestire le quantità di cibo, le porzioni adeguate all'età e i tempi dei pasti, garantendo che il bambino non solo riceva tutti i nutrienti di cui ha bisogno per crescere ma lo faccia in un modo che sostenga la sua salute a lungo termine e il benessere.

La gestione delle quantità di cibo e la definizione di porzioni adeguate all'età sono aspetti fondamentali dello svezzamento, che contribuiscono significativamente al benessere e alla crescita sana del bambino. Una comprensione approfondita di come bilanciare le porzioni può aiutare a evitare problemi sia di sottoalimentazione sia di sovralimentazione, garantendo che il bambino riceva l'energia e i nutrienti di cui ha bisogno senza eccedere.

Durante lo svezzamento, è importante ricordare che i bambini hanno stomaci piccoli e che la loro capacità di consumare cibo in una sola volta è limitata. Iniziare con piccole quantità di cibo e aumentarle gradualmente in base alla risposta del bambino, al suo interesse e alla sua crescita, è una strategia efficace. Questo approccio permette anche al bambino di ascoltare i segnali di fame e sazietà del proprio corpo, una competenza importante per regolare l'assunzione di cibo per tutta la vita.

Le porzioni adeguate all'età variano notevolmente, specialmente nei primi stadi dello svezzamento, quando il latte materno o la formula continuano a essere una fonte primaria di nutrimento. Inizialmente, anche solo una o due cucchiaiate di cibo solido possono essere sufficienti. Man mano che il bambino cresce e inizia a dipendere di più dai cibi solidi per il suo apporto nutrizionale, la quantità di cibo offerto a ogni pasto può essere gradualmente aumentata.

È utile seguire le linee guida generali per le porzioni, ma anche essere flessibili e adattarle alle esigenze individuali del bambino. Alcuni bambini possono mostrare un aumento dell'appetito durante i periodi di crescita accelerata, mentre in altri momenti possono essere meno interessati al cibo. Osservare e rispondere ai segnali di fame e sazietà del bambino, piuttosto che attenersi rigidamente a quantità fisse, promuove una regolazione dell'appetito sana e previene abitudini alimentari eccessive o restrittive.

Quando si pianificano le porzioni, è anche cruciale considerare l'equilibrio dei nutrienti. Assicurarsi che ogni pasto contenga una varietà di cibi dai diversi gruppi alimentari può aiutare a fornire un mix bilanciato di nutrienti essenziali. Per esempio, un pasto potrebbe includere una porzione di proteine (come carne, legumi, uova), una porzione di cereali integrali o carboidrati (come pane integrale, pasta, riso), e una porzione abbondante di frutta e verdura.

Incoraggiare il bambino a partecipare attivamente ai pasti, permettendogli di esplorare i cibi con le mani e di praticare l'uso di posate adeguate all'età, può anche aiutare a sviluppare la sua autonomia e le sue abilità motorie fini, oltre a promuovere un rapporto positivo con il cibo.

Man mano che si procede con lo svezzamento, è importante monitorare la crescita e lo sviluppo del bambino attraverso visite regolari al pediatra, che possono fornire preziose indicazioni su come le porzioni e la dieta stiano influenzando la salute generale. Questa valutazione continua assicura che lo svezzamento sia non solo una transizione verso una dieta solida, ma anche un periodo di crescita sana e felice.

Proseguendo nel percorso dello svezzamento, il passo successivo sarà esplorare come evitare cibi nocivi e gestire le allergie alimentari, assicurando che, mentre si aumentano le quantità e la varietà del cibo, si mantenga al contempo un'attenzione scrupolosa alla sicurezza e al benessere del bambino.

Nel percorso dello svezzamento, una considerazione fondamentale è evitare cibi nocivi e gestire le allergie alimentari per assicurare un ambiente alimentare sicuro e nutriente per il bambino. La comprensione e l'identificazione di alimenti potenzialmente pericolosi, unitamente alla conoscenza su come introdurre nuovi cibi in modo sicuro, sono essenziali per prevenire reazioni negative e promuovere la salute a lungo termine.

Evitare cibi nocivi comprende la limitazione di alimenti che possono rappresentare un rischio di soffocamento per i bambini piccoli. Alimenti duri, piccoli e rotondi, come noci, uva intera, e carote crude a pezzetti, dovrebbero essere modificati in una forma sicura per il bambino, ad esempio schiacciati o tagliati in pezzi molto piccoli, per ridurre il rischio di soffocamento. Anche cibi molto appiccicosi o gommosi, come certi tipi di dolci, dovrebbero essere evitati.

Inoltre, è importante limitare l'esposizione a sostanze potenzialmente nocive presenti in alcuni alimenti. Questo include ridurre il sale e lo zucchero aggiunti, che possono influenzare negativamente la salute del bambino. Gli alimenti altamente processati, che spesso contengono alti livelli di sale, zuccheri aggiunti e grassi saturi, dovrebbero essere consumati con moderazione e non considerati una parte regolare della dieta dello svezzamento. Invece, prediligere cibi freschi o minimamente processati aiuterà a instillare abitudini alimentari sane.

La gestione delle allergie alimentari inizia con l'introduzione graduale di nuovi alimenti, uno alla volta, per monitorare possibili reazioni allergiche. Alimenti comunemente allergizzanti, come uova, arachidi, frutta a guscio, latte di mucca, soia, grano, pesce e crostacei, dovrebbero essere introdotti con cautela. Seguendo le raccomandazioni correnti, questi alimenti possono essere introdotti già nei primi stadi dello svezzamento, poiché studi recenti suggeriscono che la loro introduzione precoce può effettivamente ridurre il rischio di sviluppare allergie. Tuttavia, se c'è una storia familiare di allergie, è consigliabile discutere con un pediatra il miglior approccio per l'introduzione di potenziali allergeni.

Quando si introduce un nuovo alimento, è utile attendere alcuni giorni prima di introdurne un altro, in modo da poter identificare con precisione qualsiasi cibo che possa causare una reazione allergica. Qualsiasi segno di reazione allergica, come eruzioni cutanee, difficoltà respiratorie, vomito o diarrea, dovrebbe essere immediatamente discusso con un medico.

La conoscenza e la prevenzione delle allergie alimentari e la capacità di identificare e rispondere a reazioni allergiche sono aspetti chiave per garantire un percorso di svezzamento sicuro e sano. Man mano che il bambino cresce e il suo sistema digestivo si sviluppa, potrebbe essere possibile reintrodurre alcuni alimenti che inizialmente hanno causato reazioni, sempre sotto la supervisione di un professionista della salute.

Questo approccio attento e informato all'introduzione di nuovi cibi e alla gestione delle allergie alimentari prepara il terreno per il prossimo capitolo nello sviluppo alimentare del bambino: la scelta dei primi cibi solidi e come procedere con l'introduzione di una varietà maggiore di sapori e consistenze, promuovendo un'avventura alimentare che sia sicura che eccitante.

Capitolo 3: Il Primo Cibo: Da Dove Iniziare

3.1 Scegliere il primo cibo solido per un bambino è un momento emozionante e significativo nel percorso dello svezzamento, segnando l'inizio della transizione da un'alimentazione basata esclusivamente su latte a una dieta più varia e complessa. La decisione su quale alimenti introdurre per primi ha implicazioni non solo per la nutrizione immediata del bambino, ma anche per le sue future abitudini alimentari e la sua apertura verso nuovi sapori e texture.

Il primo cibo solido dovrebbe essere nutriente, facilmente digeribile e sicuro, offrendo al bambino un'introduzione delicata al mondo dei cibi solidi. Tradizionalmente, le pappe di cereali fortificati con ferro, come il riso o l'avena, sono state raccomandate come prime scelte a causa della loro consistenza morbida, del basso rischio di provocare allergie e della loro ricchezza di ferro, un nutriente essenziale di cui i bambini hanno bisogno in quantità maggiori a partire dai 6 mesi di età.

Tuttavia, la ricerca recente suggerisce che non c'è un singolo "miglior" primo cibo; piuttosto, l'importante è assicurare che il cibo sia adeguato all'età, nutriente e introdotto in una forma che il bambino possa facilmente gestire. Questo può includere puree di frutta e verdura, come purea di mele, pere, carote o zucca, che offrono sapori dolci e texture morbide che tendono a essere ben accettate dai bambini. Iniziare con verdure può anche aiutare a promuovere l'accettazione di sapori meno dolci, incoraggiando una maggiore varietà di preferenze alimentari man mano che il bambino cresce.

È importante preparare i primi cibi a una consistenza liscia e facilmente inghiottibile, evitando pezzi grossi che potrebbero causare soffocamento. Man mano che il bambino diventa più abile nel mangiare cibi solidi, la consistenza può gradualmente diventare più spessa e granulosa, supportando lo sviluppo delle abilità orali e di masticazione.

L'introduzione di cibi solidi è anche un'opportunità per iniziare a educare il palato del bambino verso una dieta equilibrata e variata. Offrire una gamma di sapori diversi, uno alla volta, e osservare le reazioni del bambino può fornire indicazioni preziose sulle sue preferenze individuali, pur mantenendo il focus su alimenti nutrienti e adeguati alla sua età.

Mentre si naviga in questa nuova fase, è cruciale ascoltare i segnali del bambino, offrendo nuovi cibi senza pressione e permettendo al bambino di esplorare il cibo al proprio ritmo. La pazienza e la positività sono chiavi in questo processo, poiché possono esserci giorni in cui il bambino è meno interessato a mangiare o sembra rifiutare cibi precedentemente accettati.

Procedendo con lo svezzamento, il passo successivo sarà esaminare come e quando introdurre una varietà più ampia di alimenti, costruendo su questa solida base di primi cibi.

Questo approccio graduale aiuta a garantire che, man mano che il bambino si avventura in nuove esperienze alimentari, lo faccia in un modo che supporti la sua salute, la sua sicurezza e il suo sviluppo continuo, aprendo la strada a una vita di sane abitudini alimentari.

3.2 Dopo aver introdotto con successo i primi cibi solidi, il passo successivo nel viaggio dello svezzamento è ampliare la dieta del bambino introducendo una varietà più ampia di alimenti. Questa fase è cruciale per assicurare che il bambino riceva un'ampia gamma di nutrienti necessari per la sua crescita e sviluppo, oltre a promuovere lo sviluppo di abitudini alimentari sane e una buona accettazione di diversi sapori e texture.

Alimenti da Introdurre e quelli da Evitare nelle Prime Fasi

Alimenti da Introdurre:
<u>Verdure di vario colore e sapore</u>: Introdurre una varietà di verdure può aiutare a far abituare il bambino a sapori diversi da quelli dolci, promuovendo una maggiore accettazione di sapori vari in futuro. Le verdure possono essere cotte e ridotte in purea o in pastine morbide, a seconda della capacità del bambino di masticare e ingoiare.

<u>Frutta</u>: Dopo le prime esperienze, introdurre una varietà di frutta fornisce al bambino vitamine e fibre importanti. Come per le verdure, la frutta deve essere servita in una forma

adatta all'età del bambino, evitando pezzi grandi che potrebbero causare soffocamento.

Cereali Integrali: Alimenti come il riso integrale, l'avena e il grano saraceno forniscono energia, fibre e importanti nutrienti. Questi possono essere introdotti sotto forma di cereali morbidi o porridge, adeguati alla capacità del bambino di mangiare cibi più solidi.

Proteine: Fonti di proteine come carni magre, pesce, uova, e legumi sono essenziali per la crescita e lo sviluppo del bambino. È importante cucinare bene questi alimenti e offrirli in una consistenza che il bambino può gestire facilmente.

Alimenti da Evitare:

Miele e sciroppi: Questi alimenti dovrebbero essere evitati nei bambini di età inferiore ai 12 mesi a causa del rischio di botulismo infantile, una malattia rara ma grave.

Sale e zuccheri aggiunti: Limitare l'aggiunta di sale e zuccheri nei cibi del bambino per prevenire lo sviluppo di preferenze per cibi eccessivamente salati o dolci. È anche importante per la salute generale e il benessere a lungo termine.

Latte vaccino come bevanda principale: Fino all'età di 12 mesi, il latte materno o la formula dovrebbero rimanere le principali fonti di nutrizione. Il latte vaccino può essere introdotto nella dieta, ma non come sostituto principale prima dell'anno di età.

<u>Cibi potenzialmente allergizzanti</u>: Sebbene non sia necessario evitare questi alimenti, è importante introdurli con cautela, uno alla volta, per monitorare le possibili reazioni allergiche.

Nell'introduzione di nuovi cibi nella dieta del bambino, adottare un approccio graduale e attento è cruciale. Questo permette al bambino di scoprire e assaporare nuovi gusti e texture seguendo il proprio ritmo, rendendo l'esperienza alimentare arricchente piuttosto che fonte di stress. Ecco alcune strategie fondamentali per facilitare l'introduzione di nuovi alimenti.

Combinare Nuovo e Familiare

Presentare nuovi cibi accanto a quelli già noti e apprezzati dal bambino può alleviare eventuali timori o resistenze, rendendo la nuova esperienza alimentare meno intimidatoria. Questo accostamento può aumentare la curiosità del bambino verso il nuovo cibo, incoraggiandone la prova in un contesto già rassicurante.

Scegliere il Momento Giusto

Introdurre nuovi alimenti in momenti della giornata in cui il bambino si mostra più aperto e disponibile, generalmente quando è riposato e di buon umore, può aumentare significativamente le possibilità di successo. I momenti di stanchezza o irritabilità, al contrario, possono rendere meno probabile l'accettazione di novità.

Pazienza e Perseveranza

La pazienza è una virtù indispensabile in questo processo. I bambini possono richiedere diverse esposizioni a un nuovo cibo prima di iniziare ad accettarlo. È importante non demoralizzarsi dopo i primi rifiuti e continuare a offrire l'alimento in diverse occasioni, senza esercitare pressioni sul bambino per mangiarlo.

Creare un'Atmosfera Positiva

Mantenere un ambiente sereno e positivo durante i pasti incoraggia il bambino a esplorare nuovi cibi senza ansia o timore. Evitare di costringere il bambino a mangiare e, invece, lodarlo per il coraggio nell'assaggiare anche solo un piccolo boccone può rafforzare un atteggiamento positivo verso l'esplorazione alimentare.

Preparazione Sicura dei Cibi

Assicurarsi che i nuovi cibi siano preparati in modo sicuro è essenziale. Questo include cuocerli adeguatamente, tagliarli in pezzi di dimensioni adatte per evitare il rischio di soffocamento e assicurarsi che siano a una temperatura adatta per il consumo. La sicurezza alimentare è fondamentale per garantire che l'esperienza di svezzamento sia non solo educativa ma anche priva di rischi.

Coinvolgimento e Modello Positivo

Includere il bambino nel processo di preparazione dei pasti, laddove possibile, e mostrare entusiasmo nel provare nuovi cibi insieme può servire come modello positivo. I bambini imitano spesso gli adulti di riferimento; vedere i propri genitori o fratelli maggiori gustare diversi alimenti con piacere può stimolarli a fare altrettanto.Attraverso queste strategie, l'introduzione di nuovi cibi nel percorso di svezzamento può diventare un'esperienza arricchente e piacevole, ponendo le basi per una vita di sane abitudini alimentari e un rapporto equilibrato e gioioso con il cibo.

3.3 La preparazione sicura dei primi cibi solidi è fondamentale per assicurare che il bambino possa esplorare nuovi sapori e texture in un ambiente sicuro, promuovendo allo stesso tempo la salute e lo sviluppo. Questa fase richiede attenzione ai dettagli nella selezione degli alimenti, nella loro preparazione e nella presentazione al bambino, per minimizzare i rischi di soffocamento e garantire che il cibo sia nutriente e adeguato all'età.

Selezione degli Alimenti

La scelta degli alimenti da introdurre come primi solidi deve considerare la facilità di digestione, il valore nutrizionale e il rischio minimo di reazioni allergiche. Alimenti come frutta morbida cotta, verdure schiacciate, cereali fortificati con ferro preparati con latte materno o formula, e puree di carne magra sono opzioni eccellenti. La selezione dovrebbe anche riflettere una varietà di colori e sapori, per stimolare l'interesse del bambino e promuovere l'accettazione di una dieta variegata.

Preparazione del Cibo

La preparazione del cibo deve assicurare che questo sia di consistenza adeguata per evitare il rischio di soffocamento. I cibi solidi per i primi stadi dello svezzamento dovrebbero essere ridotti a una consistenza molto liscia, utilizzando un frullatore o un passaverdure per creare puree o pappe. Man mano che il bambino diventa più abile nel mangiare, la consistenza può gradualmente diventare più spessa e granulosa, per incoraggiare lo sviluppo delle abilità di masticazione. Durante questo processo, è essenziale assicurarsi che tutti gli alimenti siano cotti adeguatamente per renderli più facili da masticare e digerire, oltre a distruggere eventuali batteri nocivi.

Sicurezza nella Preparazione

La sicurezza alimentare è un aspetto cruciale nella preparazione dei cibi per lo svezzamento. Ciò include lavare accuratamente frutta e verdura, assicurarsi che carni e pesci siano ben cotti, e prestare attenzione alla pulizia degli utensili e delle superfici di lavoro per prevenire la contaminazione incrociata. Inoltre, è importante raffreddare rapidamente e conservare in modo sicuro le pappe avanzate, utilizzando contenitori adatti per alimenti e rispettando i tempi di conservazione consigliati per evitare la proliferazione di batteri.

Introduzione del Cibo al Bambino

Introdurre i primi cibi solidi dovrebbe essere un'esperienza positiva e calma, scegliendo momenti in cui il bambino è riposato e interessato. Offrire il cibo con un cucchiaino piccolo, permettendo al bambino di assaggiare e esplorare a suo ritmo, senza fretta o pressione per finire una quantità predefinita. È anche un'opportunità per incoraggiare l'interazione, facendo del momento del pasto un'esperienza di apprendimento e di legame.

Monitoraggio delle Reazioni

Osservare attentamente le reazioni del bambino ai nuovi cibi è essenziale per identificare eventuali problemi di digestione o reazioni allergiche. Segnare quali cibi sono stati introdotti e le reazioni osservate può essere utile per discutere di eventuali preoccupazioni con il pediatra.

Man mano che si procede con la preparazione sicura dei primi cibi solidi, il prossimo passo è pianificare il progresso verso cibi di consistenza più complessa, introducendo gradualmente il bambino a un'ampia gamma di sapori e texture. Questo approccio step-by-step aiuta a costruire le basi per abitudini alimentari sane, assicurando che il bambino possa godere di un'alimentazione equilibrata e varia che supporti il suo sviluppo fisico e cognitivo.

3.4 La transizione da cibi lisci a texture più complesse rappresenta un'importante tappa nello sviluppo alimentare del bambino, essenziale non solo per la progressione delle sue abilità di masticazione e deglutizione, ma anche per stimolare lo sviluppo sensoriale attraverso l'esplorazione di diversi cibi. Questo processo dovrebbe essere graduale, attento alle risposte del bambino e incentrato sulla promozione di un'esperienza alimentare positiva.

Progressione delle Texture

Iniziare con puree e pappe molto lisce è il primo passo nello svezzamento, ma man mano che il bambino diventa più abile nel mangiare e mostra segnali di interesse e capacità per cibi di consistenza più densa, si può iniziare a introdurre texture più complesse. Questo può includere cibi schiacciati con la forchetta, piccoli pezzi morbidi di frutta e verdura cotta, pasta ben cotta, riso morbido, e cereali teneri che il bambino possa provare a masticare.

Ascoltare i Segnali del Bambino

Ogni bambino progredisce a suo ritmo, pertanto è fondamentale osservare attentamente i segnali che indicano la prontezza a passare a texture più complesse. Tali segnali includono la capacità di muovere il cibo nella bocca con la lingua e di masticare movimenti, anche se inizialmente il bambino non ha molti denti. La curiosità verso cibi che gli adulti mangiano è un altro segnale che il bambino potrebbe essere pronto per esplorare nuove consistenze.

Introduzione Graduale

Integrare nuove texture dovrebbe avvenire in modo graduale, offrendo al bambino l'opportunità di adattarsi a ogni nuova esperienza senza sentirsi sopraffatto. Si può iniziare aggiungendo pezzettini morbidi ai cibi frullati o offrendo cibi separati con consistenze leggermente diverse accanto alle puree abituali, per abituare il bambino alla masticazione prima di deglutire.

Creazione di un Ambiente di Apprendimento Positivo

Fare di ogni pasto un'esperienza di apprendimento positiva è essenziale per incoraggiare il bambino a esplorare nuove texture. Questo significa permettere al bambino di toccare e giocare con il cibo, anche se ciò comporta un po' di disordine. L'esplorazione tattile è un componente importante del processo di apprendimento alimentare e aiuta il bambino a diventare più a suo agio con varie consistenze.

Sicurezza Alimentare e Minimizzazione del Rischio di Soffocamento

Man mano che si introducono pezzi più grandi e consistenze più dense, è cruciale rimanere vigili sul rischio di soffocamento. Gli alimenti devono essere tagliati in pezzi piccoli e gestibili, e i genitori o caregiver devono supervisionare da vicino i pasti. È inoltre importante evitare cibi duri, rotondi o appiccicosi che sono noti per essere rischiosi per i bambini piccoli.

Feedback e Adattamento

Ascoltare il feedback del bambino durante questo processo e adattarsi di conseguenza è fondamentale. Se un bambino sembra riluttante a provare una nuova consistenza, è utile fare un passo indietro e reintrodurla più tardi, senza forzare. La pazienza e la perseveranza sono chiavi per abituare il bambino a una varietà di consistenze.

Man mano che il bambino diventa sempre più abile nel gestire diverse texture, si apre la porta a un mondo di cibi solidi più vari e nutrizionalmente ricchi. Questo non solo favorisce lo sviluppo fisico e motorio, ma pone anche le basi per abitudini alimentari sane e variegate che possono durare una vita. Il passaggio successivo nel viaggio dello svezzamento coinvolgerà quindi l'integrazione di una gamma ancora più ampia di alimenti e consistenze, promuovendo un'esperienza culinaria che sia sia sicura che arricchente per il bambino.

3.5 Monitorare le reazioni del bambino ai nuovi cibi e adattare il menu di conseguenza è un aspetto cruciale dello svezzamento, che richiede attenzione e sensibilità ai segnali che il bambino fornisce. Questo processo non solo aiuta a identificare eventuali allergie o intolleranze alimentari, ma è anche fondamentale per capire le preferenze alimentari del bambino, assicurando che lo svezzamento sia un'esperienza positiva e nutritiva.

Osservazione delle Reazioni

Quando si introduce un nuovo alimento, è importante osservare attentamente il bambino per eventuali segni di disagio, reazioni allergiche o rifiuto. Le reazioni possono variare da lievi a severe e includono eruzioni cutanee, gonfiore, problemi digestivi come gas o diarrea, e in rari casi, difficoltà respiratorie. Annotare quando e come un nuovo cibo viene introdotto, insieme a qualsiasi reazione osservata, può fornire informazioni preziose da discutere con il pediatra.

Adattamento del Menu

Sulla base delle reazioni osservate, il menu del bambino può essere adattato per escludere alimenti che causano problemi e per includere quelli che sono ben tollerati e apprezzati. Questo processo di adattamento è dinamico; man mano che il bambino cresce, le sue reazioni ai cibi possono cambiare, permettendo in alcuni casi la reintroduzione graduale di alimenti precedentemente problematici sotto supervisione medica.

Introduzione Graduale e Variazione

Introdurre nuovi cibi uno alla volta, mantenendo un intervallo di alcuni giorni tra uno e l'altro, permette di identificare chiaramente quali alimenti causano reazioni negative. Inoltre, variare regolarmente gli alimenti non solo previene la noia alimentare, ma espone anche il bambino a una più ampia gamma di nutrienti, favorendo lo sviluppo di abitudini alimentari equilibrate.

Coinvolgimento del Pediatra

In caso di reazioni allergiche o di intolleranze alimentari, è fondamentale coinvolgere il pediatra, che può fornire consigli specifici, supporto e, se necessario, indirizzare verso specialisti in allergologia pediatrica. Il pediatra può anche consigliare test specifici per identificare allergie alimentari e sviluppare un piano alimentare sicuro per il bambino.

Educazione del Palato

Parallelamente al monitoraggio delle reazioni, è importante educare il palato del bambino esponendolo a una varietà di gusti e texture. Questo non solo aiuta a promuovere l'accettazione di una vasta gamma di alimenti, ma sostiene anche lo sviluppo di una dieta bilanciata a lungo termine. Celebrare la diversità culinaria attraverso il cibo può trasformare i pasti in opportunità educative e arricchenti, incoraggiando il bambino a esplorare e godere di nuove esperienze alimentari.

Ascolto e Pazienza

Ascoltare i segnali del bambino e procedere con pazienza sono elementi chiave in questo processo. Ogni bambino ha il suo ritmo di sviluppo e le sue preferenze individuali, e riconoscere e rispettare questi aspetti può fare la differenza nell'instaurare un rapporto sano con il cibo.

Man mano che il processo di svezzamento procede, l'attenzione si sposta verso l'integrazione della famiglia nel viaggio alimentare del bambino, coinvolgendo tutti i membri della famiglia nel processo di svezzamento. Questo non solo supporta lo sviluppo sociale e emotivo del bambino attraverso il cibo, ma rafforza anche i legami familiari, creando un ambiente amorevole e inclusivo intorno all'esperienza del mangiare insieme.

Capitolo 4: Coinvolgere la Famiglia nel Processo di Svezzamento

4.1 Coinvolgere attivamente tutti i membri della famiglia nel processo di svezzamento non solo aiuta a sostenere lo sviluppo alimentare del bambino, ma rafforza anche il legame tra il bambino e la sua famiglia, creando un ambiente amorevole e inclusivo che abbraccia il cibo come un'esperienza condivisa.

Il Ruolo dei Genitori e dei Fratelli Maggiori

I genitori giocano un ruolo fondamentale nel guidare e modellare le abitudini alimentari del bambino sin dai primi stadi della vita. Mostrando entusiasmo per una varietà di cibi sani e partecipando attivamente ai pasti, i genitori possono essere potenti modelli di ruolo. L'impegno dei genitori nel preparare pasti bilanciati, coinvolgendo il bambino nel processo quando possibile, e mangiando insieme come una famiglia, comunica l'importanza del cibo non solo per la nutrizione ma anche come mezzo di connessione e condivisione.

I fratelli maggiori possono anche svolgere un ruolo significativo, condividendo la loro eccitazione per i cibi preferiti e incoraggiando il bambino più piccolo a provare nuovi sapori. Questa dinamica fratellare può rendere l'esplorazione alimentare più attraente e meno intimidatoria per il bambino, specialmente quando vede i suoi modelli a cui aspira impegnarsi positivamente con il cibo.

Creare Momenti di Condivisione a Tavola

I pasti in famiglia sono opportunità preziose per costruire legami, condividere esperienze e instillare nel bambino il valore della comunità e dell'appartenenza. Questi momenti permettono ai membri della famiglia di rallentare, condividere le loro giornate e godere della compagnia reciproca, stabilendo così un rituale che valorizza il tempo trascorso insieme tanto quanto il cibo che viene consumato.

Educare Attraverso l'Esempio

I bambini imparano osservando e imitando i comportamenti di chi li circonda. Quando i membri della famiglia praticano scelte alimentari sane, gestiscono le porzioni in modo appropriato e affrontano nuovi cibi con un atteggiamento aperto e curioso, impostano una base solida per abitudini alimentari positive nel bambino. Questo apprendimento per imitazione può essere particolarmente efficace nei primi anni di vita, quando i bambini sono estremamente ricettivi ai segnali e agli insegnamenti dei loro caregivers.

Superare le Sfide Insieme

Incontrare resistenza o riluttanza verso nuovi cibi è una parte normale del processo di svezzamento. Affrontare queste sfide come una famiglia, piuttosto che isolare il bambino o creare situazioni di conflitto attorno al cibo, può aiutare a navigare questi ostacoli in modo più efficace. Strategie come offrire lo stesso cibo in diversi modi, coinvolgere il bambino nella scelta dei cibi per i pasti, e mantenere un ambiente positivo e privo di pressioni a tavola possono incoraggiare il bambino a esplorare cibi nuovi con meno resistenza.

Conclusione

Coinvolgere la famiglia nel processo di svezzamento trasforma l'alimentazione da un'attività solitaria in un'esperienza di apprendimento condiviso che beneficia non solo lo sviluppo nutrizionale del bambino, ma anche il suo sviluppo sociale ed emotivo. Attraverso l'esempio, il sostegno e la condivisione, il bambino impara il valore del cibo come nutrimento, piacere e mezzo di connessione umana, gettando le basi per una vita di sane abitudini alimentari e di relazioni positive con il cibo e con chi lo circonda.

4.2 Coinvolgere i nonni e altri caregiver nel processo di svezzamento può arricchire l'esperienza alimentare del bambino, offrendo una diversità di influenze e supporto. La partecipazione di questi membri della famiglia allargata non solo aiuta a trasmettere le tradizioni culinarie e i valori familiari, ma fornisce anche al bambino una rete di sicurezza emotiva e pratica durante i pasti.

Il Valore dell'Esperienza dei Nonni

I nonni spesso portano con sé anni di esperienza e saggezza, inclusa la conoscenza di pratiche di svezzamento tradizionali e ricette di famiglia. Questo patrimonio può essere una risorsa preziosa, offrendo al bambino un senso più profondo di appartenenza e continuità familiare. La condivisione di storie e ricordi legati al cibo durante i pasti può arricchire l'esperienza alimentare del bambino, collegando il presente al passato familiare.

Inclusione e Coerenza

Per garantire un approccio coerente allo svezzamento, è fondamentale che tutti i caregiver siano allineati sui principi e le pratiche alimentari scelte dai genitori. Questo include la comprensione delle scelte dietetiche, delle precauzioni relative alle allergie, delle tecniche per affrontare la resistenza ai nuovi cibi e delle strategie per incoraggiare comportamenti alimentari positivi. La comunicazione aperta e regolare tra i genitori, i nonni e altri caregiver è essenziale per mantenere un approccio uniforme che sostenga la salute e il benessere del bambino.

Creare Momenti di Condivisione

I pasti preparati e condivisi con i nonni o altri caregiver possono diventare occasioni speciali per il bambino, creando ricordi affettivi legati al cibo. Questi momenti sono opportunità per i bambini di imparare abitudini alimentari, modi di tavola e aspetti culturali associati al mangiare, arricchendo il loro sviluppo sociale ed emotivo. L'inclusione attiva di questi membri della famiglia nei pasti quotidiani o nelle occasioni speciali rafforza il concetto di cibo come esperienza di condivisione e appartenenza.

Educazione Alimentare Attraverso le Generazioni

L'interazione con i nonni e altri caregiver durante i pasti può essere un modo efficace per trasmettere conoscenze e abitudini alimentari sane attraverso le generazioni. I bambini possono beneficiare dell'apprendimento di abitudini alimentari tradizionali e contemporanee, ottenendo una prospettiva equilibrata sull'alimentazione sana. Questo può includere l'apprendimento di come vengono coltivati gli alimenti, le tecniche di cucina e l'importanza di mangiare una varietà di cibi per una dieta equilibrata.

Superare le Sfide

In alcune situazioni, può esserci disaccordo tra i genitori e altri caregiver sulle pratiche di svezzamento, specialmente se ci sono differenze culturali o generazionali significative. Affrontare queste sfide richiede dialogo, rispetto reciproco e, a volte, compromessi, focalizzandosi sempre sul benessere del bambino. Trovare un terreno comune e lavorare insieme per supportare il processo di svezzamento può rafforzare i legami familiari e assicurare che il bambino riceva messaggi coerenti e positivi riguardo al cibo e all'alimentazione.

Includere i nonni e altri caregiver nel viaggio dello svezzamento non solo arricchisce l'esperienza alimentare del bambino con amore, sostegno e tradizione, ma rafforza anche il tessuto della famiglia allargata, costruendo una fondazione solida per sane abitudini alimentari che durano una vita.

4.3 Creare momenti di condivisione a tavola è un aspetto fondamentale dell'alimentazione e dello svezzamento che va oltre la semplice nutrizione. Questi momenti offrono opportunità uniche per il legame familiare, l'apprendimento sociale ed emotivo e l'instaurazione di sane abitudini alimentari. Integrare la pratica dei pasti condivisi nella routine quotidiana della famiglia può avere effetti duraturi e positivi sul bambino, sia nel breve che nel lungo termine.

Rafforzare il Legame Familiare

I pasti in famiglia sono una piattaforma ideale per rafforzare i legami affettivi tra i membri della famiglia, inclusi i bambini in fase di svezzamento. Durante questi pasti, i bambini osservano interazioni sociali, imparano a comunicare e sentono il calore e il sostegno del nucleo familiare. Queste esperienze contribuiscono al loro sviluppo emotivo e rafforzano il senso di appartenenza e sicurezza.

Promuovere la Comunicazione

I pasti condivisi offrono l'opportunità di dialogare, scambiare idee e condividere esperienze quotidiane. Per i bambini, ascoltare e partecipare a queste conversazioni è fondamentale per lo sviluppo del linguaggio e delle capacità comunicative. È un momento in cui possono esprimere le loro opinioni, fare domande e imparare a interagire in un contesto sociale.

Educazione Alimentare e Culturale

Attraverso i pasti condivisi, i bambini sono esposti a diverse pratiche alimentari, tradizioni e valori culturali. Questi momenti diventano lezioni viventi su come diversi cibi fanno parte dell'identità culturale e familiare, insegnando ai bambini il rispetto e l'apprezzamento per la diversità. Inoltre, osservando i genitori e i fratelli maggiori scegliere e gustare una varietà di cibi sani, i bambini sono incoraggiati a esplorare e accettare nuovi sapori e texture.

Stabilire Routine Salutari

I pasti regolari e condivisi aiutano a stabilire una routine alimentare sana, insegnando ai bambini l'importanza di dedicare tempo al nutrimento del corpo. Questa routine promuove la regolarità nei pasti, un fattore chiave nella prevenzione di abitudini alimentari disordinate. Inoltre, mangiare insieme riduce la probabilità di consumare cibi poco salutari, poiché i pasti sono generalmente più bilanciati e nutritivi.

Gestione delle Sfide Alimentari

Affrontare le sfide alimentari, come la riluttanza a provare nuovi cibi o la selettività, diventa più gestibile in un ambiente di pasto condiviso. La presenza di modelli positivi, l'incoraggiamento e l'assenza di pressioni possono incoraggiare il bambino a essere più aperto all'esplorazione alimentare. La strategia di offrire nuovi cibi in un contesto familiare e rassicurante può aumentare l'accettazione di una più ampia varietà di alimenti.

Conclusione

I momenti di condivisione a tavola sono molto più di semplici occasioni per nutrirsi; sono ricchi di potenziale educativo, emotivo e culturale. Creando un ambiente a tavola che valorizza il tempo trascorso insieme, la comunicazione e la condivisione di cibi sani, le famiglie possono gettare le basi per il benessere a lungo termine del bambino. Questo approccio alla nutrizione e allo sviluppo infantile prepara il terreno per la prossima fase del processo di svezzamento, dove l'attenzione si sposta su come affrontare e gestire le sfide comuni associate all'introduzione di una varietà più ampia di alimenti e abitudini alimentari.

4.4 Affrontare e gestire le differenze di opinione sulla nutrizione all'interno della famiglia durante lo svezzamento è una sfida comune ma cruciale. Queste differenze possono emergere tra i genitori, tra i genitori e i nonni, o tra i genitori e altri caregiver. Gestire queste divergenze in modo costruttivo è essenziale per mantenere un ambiente di sostegno e positivo attorno al cibo e all'alimentazione del bambino.

Comunicazione Aperta e Rispettosa

La chiave per navigare le differenze di opinione è la comunicazione aperta e rispettosa. È importante discutere le proprie preoccupazioni, aspettative e conoscenze riguardo alla nutrizione in modo chiaro e calmo, cercando di comprendere le prospettive altrui. Ascoltare attivamente e valutare i punti di vista degli altri membri della famiglia può aiutare a trovare un terreno comune o a compromettersi su certe pratiche alimentari.

Educazione e Condivisione delle Informazioni

Spesso, le differenze di opinione derivano da una mancanza di informazioni aggiornate sulla nutrizione infantile. Condividere articoli, ricerche e linee guida da fonti affidabili può aiutare tutti i membri della famiglia a essere meglio informati e a comprendere le raccomandazioni attuali sullo svezzamento e sulla nutrizione infantile. Partecipare insieme a seminari o consultazioni con professionisti della nutrizione può anche rafforzare la conoscenza comune e la coerenza nelle pratiche di alimentazione.

Stabilire Regole di Base

Per garantire coerenza e sicurezza nell'alimentazione del bambino, è utile stabilire regole di base concordate da tutti i caregiver. Questo può includere accordi su quali cibi offrire e quali evitare, come gestire l'introduzione di nuovi alimenti e come affrontare il rifiuto del cibo da parte del bambino. Avere linee guida chiare può ridurre la confusione e garantire che il bambino riceva messaggi coerenti riguardo all'alimentazione.

Focalizzarsi sui Bisogni del Bambino

Nelle discussioni sulle pratiche nutrizionali, è fondamentale mantenere al centro dell'attenzione il benessere e i bisogni del bambino. Ricordare a tutti i membri della famiglia che l'obiettivo comune è supportare la salute, la crescita e lo sviluppo del bambino può aiutare a minimizzare le divergenze e a priorizzare le decisioni che sono nel migliore interesse del bambino.

Accettare le Differenze

In alcune situazioni, potrebbe non essere possibile raggiungere un pieno accordo su ogni aspetto dell'alimentazione del bambino. In questi casi, è importante accettare le differenze e trovare modi per gestire le divergenze senza compromettere la salute o il benessere del bambino. Questo può includere la definizione di determinati "non negoziabili" mentre si è più flessibili su altri aspetti.

Creazione di un Ambiente Positivo

Infine, è cruciale creare e mantenere un ambiente positivo attorno ai pasti e all'alimentazione. Evitare conflitti o discussioni sul cibo alla tavola può aiutare a garantire che i pasti rimangano un'esperienza piacevole e senza stress per il bambino. Promuovere un'atmosfera di gioia e scoperta attorno al cibo incoraggia il bambino a esplorare nuovi sapori e consistenze in modo positivo.

Navigare le differenze di opinione sulla nutrizione richiede pazienza, comprensione e flessibilità. Lavorando insieme, i membri della famiglia possono creare un approccio unificato che sostiene lo sviluppo di abitudini alimentari sane nel bambino, rafforzando allo stesso tempo i legami familiari e creando ricordi positivi attorno al cibo.

4.5 Insegnare attraverso l'esempio: modelli di comportamento a tavola è un approccio fondamentale per instaurare sane abitudini alimentari nei bambini. I genitori e i caregiver giocano un ruolo cruciale come modelli di riferimento, e il loro comportamento a tavola ha un impatto significativo sulle abitudini alimentari dei bambini. Attraverso la loro condotta, possono insegnare il valore di una dieta equilibrata, il piacere di mangiare insieme e l'importanza di un rapporto sano con il cibo.

La Potenza dell'Esempio

I bambini apprendono osservando e imitando le azioni degli adulti intorno a loro. Quando i genitori e i caregiver dimostrano un atteggiamento positivo verso il cibo, esplorando una varietà di sapori e consistenze e mostrando piacere nel mangiare, trasmettono implicitamente questi valori ai bambini. Mangiare insieme diventa un'occasione per mostrare come approcciarsi al cibo in modo sano e bilanciato, valorizzando sia il nutrimento che il piacere derivante dall'alimentazione.

Comportamenti Positivi a Tavola

Praticare comportamenti positivi a tavola include mangiare una varietà di cibi sani, masticare lentamente, e condividere conversazioni piacevoli. Mostrare apertura a provare nuovi cibi e incoraggiare il bambino a fare lo stesso senza pressioni può aiutare a sviluppare la sua curiosità e disponibilità a esplorare. Inoltre, stabilire una routine regolare per i pasti e gli spuntini aiuta a costruire un senso di prevedibilità e sicurezza intorno al cibo.

Gestire il Rifiuto dei Cibi in Modo Costruttivo

È naturale che i bambini possano essere esitanti o rifiutare alcuni cibi nelle prime fasi dello svezzamento. Gli adulti possono insegnare attraverso l'esempio come affrontare queste situazioni in modo positivo, offrendo lo stesso cibo in diverse occasioni senza forzare, mostrando pazienza e comprensione. Questo approccio insegna la perseveranza e la positività, incoraggiando i bambini a essere aperti a nuove esperienze alimentari senza associare ansia o stress ai pasti.

La Condivisione del Cibo Come Esperienza Sociale

I pasti condivisi sono anche un'opportunità per insegnare norme sociali e modi di tavola, come usare le posate correttamente, chiedere cortesemente le cose, e partecipare a conversazioni di gruppo. Questi insegnamenti non riguardano solo l'alimentazione, ma contribuiscono allo sviluppo delle competenze sociali del bambino.

L'Importanza dell'Ascolto e della Comunicazione

Incoraggiare il dialogo aperto attorno al cibo e ai pasti permette ai bambini di esprimere le loro preferenze, dubbi o preoccupazioni. Ascoltare e rispondere con empatia rinforza la loro autostima e li rende partecipi delle decisioni alimentari, promuovendo un approccio attivo e consapevole all'alimentazione.

Coerenza e Coesione Familiare

Mantenere coerenza nelle abitudini alimentari e nei comportamenti a tavola all'interno della famiglia rafforza ulteriormente l'apprendimento del bambino. Quando tutti i membri della famiglia condividono e praticano gli stessi valori e abitudini alimentari, si crea un ambiente di sostegno che facilita l'adozione di comportamenti alimentari positivi.

Conclusione

Insegnare attraverso l'esempio è un metodo potente e naturale per trasmettere ai bambini le abitudini alimentari sane. Attraverso comportamenti quotidiani a tavola, i genitori e i caregiver hanno l'opportunità unica di influenzare positivamente il rapporto dei bambini con il cibo, instaurando le basi per una vita di scelte alimentari consapevoli e di godimento dei pasti condivisi in famiglia. Questo approccio prepara il terreno per affrontare insieme le sfide alimentari, promuovendo un ambiente di apprendimento positivo e costruttivo.

Capitolo 5: Creare un Ambiente Positivo per i Pasti

5.1 Organizzare lo spazio dei pasti per rendere i momenti alimentari piacevoli e stimolanti è un aspetto cruciale per promuovere sane abitudini alimentari nei bambini. Questo non solo facilita un'esperienza positiva del mangiare ma anche incoraggia l'apprendimento e l'interazione sociale. Un ambiente ben pensato e accogliente può avere un impatto significativo sull'atteggiamento del bambino verso il cibo e i pasti.

Creazione di un Ambiente Confortevole e Sicuro

Il primo passo nel creare un'area dedicata ai pasti è assicurare che sia fisicamente confortevole e sicuro per il bambino. Questo significa selezionare sedie e tavoli della giusta dimensione, che sostengano il bambino in una posizione di seduta corretta e sicura. Un seggiolone stabile e facilmente pulibile, con una cintura di sicurezza, è essenziale per i più piccoli. L'area dovrebbe essere lontana da potenziali pericoli e sufficientemente illuminata, preferibilmente con luce naturale.

Minimizzare le Distrazioni

Per aiutare il bambino a concentrarsi sul cibo e sulla pratica dell'alimentazione, è importante minimizzare le distrazioni nell'area dei pasti. Questo significa limitare l'uso di dispositivi elettronici come televisori, tablet o telefoni cellulari durante i pasti. Creare una "zona libera da schermi" incoraggia le conversazioni faccia a faccia e rende i pasti un'opportunità per la socializzazione e l'apprendimento.

Stimolare i Sensi

Un ambiente stimolante dal punto di vista sensoriale può rendere l'esperienza del mangiare più invitante e interessante per il bambino. Usare piatti colorati, bicchieri e posate adatti ai bambini, e presentare il cibo in modo visivamente attraente può stimolare l'interesse e la curiosità.

Anche la varietà dei colori dei cibi offerti contribuisce a un'esperienza sensoriale ricca che può incoraggiare il bambino a provare nuovi alimenti.

Coinvolgimento e Partecipazione

Incoraggiare il bambino a partecipare all'organizzazione dello spazio dei pasti può aumentare il suo interesse e coinvolgimento. Questo può includere attività semplici come aiutare a mettere la tavola, scegliere quale piatto usare, o addirittura partecipare alla preparazione di cibi semplici. Sentirsi coinvolti dà ai bambini un senso di responsabilità e appartenenza che rafforza la loro relazione positiva con il cibo.

Mantenere una Routine

Stabilire e mantenere una routine per i pasti contribuisce a creare un ambiente prevedibile che può aiutare i bambini a sentirsi più sicuri e a loro agio durante l'alimentazione. Avere orari regolari per i pasti e gli spuntini aiuta a regolare l'appetito del bambino e stabilisce un ritmo quotidiano che supporta abitudini alimentari sane.

Promuovere l'Autonomia

Creare uno spazio che permetta al bambino di esercitare un certo grado di autonomia durante i pasti è fondamentale per lo sviluppo delle sue abilità alimentari e di autoregolazione. Questo include fornire utensili adatti all'età che il bambino possa maneggiare facilmente e cibi che possa mangiare da solo, promuovendo l'indipendenza e l'autostima.

Conclusione

Un ambiente dei pasti ben organizzato e stimolante gioca un ruolo chiave nel supportare lo sviluppo di sane abitudini alimentari nei bambini. Offrendo uno spazio sicuro, confortevole e privo di distrazioni, stimolando i sensi, incoraggiando il coinvolgimento e la partecipazione, e promuovendo l'autonomia, si crea un contesto favorevole all'apprendimento e al godimento del cibo. Questo approccio non solo aiuta a stabilire una relazione positiva con l'alimentazione ma facilita anche l'interazione e il legame familiare durante i pasti.

5.2 Rendere i pasti divertenti e coinvolgenti per i bambini è una strategia efficace per incoraggiare l'esplorazione di nuovi cibi e la partecipazione attiva ai momenti di condivisione a tavola. Questo approccio trasforma l'atto del mangiare in un'esperienza piacevole e stimolante, che può contribuire a ridurre la resistenza ai nuovi sapori e a promuovere sane abitudini alimentari.

Introduzione di Elementi Ludici

Incorporare elementi ludici nei pasti può stimolare l'interesse del bambino. Giochi semplici, racconti legati agli alimenti o persino piccole sfide, come chi riesce a mangiare tutte le verdure nel piatto, possono rendere il momento del pasto più attraente. L'uso di fantasia, come dare nomi divertenti ai piatti o creare storie intorno agli alimenti, può aiutare i bambini a vedere il cibo sotto una luce nuova e interessante.

Presentazione Creativa del Cibo

La presentazione del cibo è fondamentale per attrarre l'attenzione dei bambini. Utilizzare taglia-biscotti per dare forma a frutta, verdura, o pane, o arrangiare il cibo nel piatto per creare immagini o facce sorridenti, può invogliare i bambini a provare anche cibi con cui potrebbero non essere familiari. L'obiettivo è trasformare il piatto in un'opera d'arte che invita all'esplorazione e alla degustazione.

Creazione di Temi per i Pasti

Organizzare pasti a tema, basati su libri, film preferiti, o culture diverse, può offrire un contesto entusiasmante per sperimentare con nuovi alimenti. Questi temi possono essere accompagnati da attività educative legate al cibo, come parlare delle origini di un piatto o dei nutrienti che offre, rendendo il pasto sia istruttivo che divertente.

Coinvolgimento Attivo dei Bambini

Coinvolgere i bambini nella preparazione dei pasti, quando possibile, li rende più inclini a mangiare ciò che hanno aiutato a creare. Questo può variare dal lavare la frutta, mescolare ingredienti, a semplici compiti di cucina sotto supervisione. Questo tipo di partecipazione attiva li rende orgogliosi delle loro creazioni e più aperti a provare i cibi che hanno preparato.

Uso di Utensili e Stoviglie Stimolanti

Utilizzare piatti, bicchieri, e posate colorate o decorate con personaggi amati dai bambini può rendere anche i cibi meno attraenti più tentanti. Inoltre, utensili adatti ai bambini non solo facilitano il loro uso ma promuovono anche l'autonomia e le abilità motorie durante il pasto.

Promozione di Un'Atmosfera Rilassata

Mantenere un'atmosfera rilassata e priva di pressioni durante i pasti incoraggia i bambini a sperimentare senza paura di giudizio o costrizione. Celebrare i piccoli successi, come provare un boccone di un nuovo alimento, può rafforzare comportamenti positivi senza enfatizzare eccessivamente il consumo.

Conclusione

Rendere i pasti divertenti e coinvolgenti attraverso la creatività, il gioco, e il coinvolgimento diretto dei bambini trasforma l'esperienza alimentare da una potenziale battaglia di volontà a un'opportunità di crescita, apprendimento, e piacere. Questi approcci non solo aiutano a costruire un rapporto sano con il cibo ma rafforzano anche i legami familiari e le competenze sociali, fornendo una solida base per le sane abitudini alimentari future del bambino.

5.3 Mantenere calma e pazienza durante i pasti è essenziale per creare un ambiente positivo che incoraggi i bambini ad esplorare nuovi cibi e a sviluppare sane abitudini alimentari. La calma e la pazienza da parte dei genitori e dei caregiver possono avere un impatto significativo sul modo in cui i bambini percepiscono il cibo e i pasti, influenzando la loro disponibilità a provare nuovi alimenti e la loro capacità di ascoltare i segnali di fame e sazietà del proprio corpo.

Creazione di Un Ambiente di Pasto Senza Stress

Un ambiente sereno durante i pasti permette ai bambini di concentrarsi sul cibo e sul piacere di mangiare, senza sentirsi sotto pressione. Evitare conflitti, discussioni intense o distrazioni come la TV o altri dispositivi elettronici aiuta a creare un'atmosfera dove il cibo può essere esplorato senza ansia o fretta. I pasti dovrebbero essere visti come un momento di condivisione e non come un campo di battaglia.

La Pazienza È la Chiave

Introdurre nuovi cibi e texture può essere una sfida per i bambini, e la loro accettazione non avviene sempre al primo tentativo. Mostrare pazienza, offrendo nuovi cibi ripetutamente e senza forzare, aiuta i bambini a familiarizzare gradualmente con questi alimenti. Ricordare che i bambini possono aver bisogno di essere esposti a un nuovo cibo molte volte prima di decidere di provarlo è fondamentale per mantenere la serenità durante questo processo.

Rispondere con Sensibilità

Capire e rispondere con sensibilità ai segnali di fame e sazietà del bambino promuove un'esperienza di pasto positiva. Forzare i bambini a finire il piatto può insegnare loro a ignorare i propri segnali interni di sazietà, portando a potenziali problemi di sovralimentazione o di rapporto con il cibo. Allo stesso modo, è importante non usare il cibo come premio o punizione, ma piuttosto incoraggiare i bambini a mangiare per nutrire il loro corpo.

Modello di Comportamento Positivo

I genitori e i caregiver possono servire come modelli positivi mostrando calma e pazienza nei loro comportamenti alimentari. Mangiare insieme ai bambini e condividere lo stesso cibo, dimostrare apertura nel provare nuovi alimenti e partecipare a conversazioni piacevoli a tavola sono tutti comportamenti che i bambini tendono a imitare.

Strategie per Gestire la Frustrazione

Capire che i momenti di frustrazione sono normali può aiutare a gestirli meglio quando emergono. Avere strategie per affrontare queste situazioni, come fare una pausa, respirare profondamente o cambiare argomento di conversazione, può aiutare a mantenere la calma. Ricordare che ogni pasto offre una nuova opportunità per apprendere e crescere può aiutare a mantenere una prospettiva positiva.

Conclusione

Mantenere calma e pazienza durante i pasti è fondamentale per supportare lo sviluppo di sane abitudini alimentari nei bambini. Creando un ambiente di pasto sereno, rispondendo con sensibilità ai bisogni dei bambini e servendo come modelli positivi, genitori e caregiver possono aiutare i bambini a sviluppare un rapporto sano e positivo con il cibo. Questo approccio non solo favorisce l'accettazione di una vasta gamma di alimenti, ma insegna anche importanti lezioni sul valore della pazienza, del rispetto per i propri corpi e dell'importanza del nutrimento.

5.4 Gestire l'attenzione e le distrazioni durante i pasti è un aspetto fondamentale per assicurare che il momento del mangiare rimanga concentrato sull'alimentazione e sulla condivisione. In un'epoca caratterizzata da continue sollecitazioni esterne come schermi elettronici e giocattoli, mantenere un ambiente focalizzato può essere una sfida, ma è cruciale per promuovere sane abitudini alimentari nei bambini.

Stabilire Regole Chiare

La creazione di regole chiare e coerenti riguardo l'uso di dispositivi elettronici a tavola è il primo passo per minimizzare le distrazioni. Questo potrebbe significare nessun telefono, tablet o televisore accesi durante i pasti. L'applicazione di queste regole non solo per i bambini ma per tutti i membri della famiglia aiuta a stabilire un'atmosfera di condivisione e attenzione reciproca.

Creare un Ambiente Conducivo

L'ambiente in cui si svolgono i pasti dovrebbe incoraggiare la concentrazione sul cibo e sulla conversazione. Questo può includere l'abbellimento del tavolo con semplici decorazioni o l'uso di stoviglie colorate per rendere il momento del pasto visivamente attraente, mantenendo comunque l'attenzione lontana da giocattoli o altri oggetti che possono diventare fonte di distrazione.

Coinvolgimento Attivo nel Pasto

Incoraggiare i bambini a partecipare attivamente ai pasti può aiutare a mantenere la loro attenzione. Questo può significare coinvolgerli nella preparazione del cibo, chiedere loro di aiutare a mettere in tavola o incoraggiare conversazioni in cui ogni membro della famiglia condivide qualcosa della propria giornata. Questo tipo di partecipazione rende i pasti momenti speciali di condivisione, riducendo la probabilità di distrazioni.

Valorizzare il Tempo Trascorso Insieme

Enfatizzare il valore del tempo trascorso insieme a tavola come un'occasione speciale può aiutare i membri della famiglia, inclusi i bambini, a capire l'importanza di dedicare attenzione ai pasti. Ciò include apprezzare non solo il cibo ma anche la compagnia degli altri, stabilendo una cultura familiare in cui i pasti sono visti come momenti preziosi da trascorrere insieme.

Gestire le Distrazioni in Modo Positivo

Quando emergono distrazioni, gestirle in modo positivo e costruttivo è cruciale. Questo può significare ridefinire il pasto come un momento di "pausa" dalle attività quotidiane, dove l'attenzione è completamente rivolta all'esperienza del mangiare e al piacere della compagnia. In caso di interruzioni, come una telefonata, è importante stabilire che possono essere gestite dopo il pasto, rafforzando il concetto che il tempo a tavola è sacro.

Esempio Adulto

Gli adulti devono agire come modelli di ruolo, dimostrando l'importanza di concentrarsi sui pasti e sulla famiglia. Mantenendo le proprie distrazioni al minimo e mostrando un genuino interesse per il cibo e per le conversazioni a tavola, gli adulti possono trasmettere questi valori ai bambini, insegnando attraverso l'esempio l'importanza di vivere il momento presente.

Conclusione

Gestire l'attenzione e minimizzare le distrazioni durante i pasti richiede impegno e coerenza da parte di tutti i membri della famiglia. Creando un ambiente focalizzato sull'importanza del cibo e della condivisione, si possono instaurare solide basi per sane abitudini alimentari e per il valore del tempo trascorso insieme. Questi principi contribuiscono a creare esperienze di pasto che nutrono non solo il corpo ma anche le relazioni familiari.

5.5 Celebrare i piccoli successi durante il processo di svezzamento è una strategia efficace per incoraggiare il bambino a continuare ad esplorare nuovi cibi e a sviluppare sane abitudini alimentari. Questo approccio positivo può aiutare a costruire la fiducia del bambino nelle sue capacità alimentari, rinforzare comportamenti desiderati e trasformare l'esperienza del mangiare in un'avventura gioiosa e gratificante.

Riconoscimento dei Progressi

Anche i progressi più piccoli meritano riconoscimento. Che si tratti di assaggiare un nuovo cibo, usare correttamente un utensile o sedersi a tavola per tutta la durata del pasto, ogni passo avanti va celebrato. Questi successi, indipendentemente dalla loro grandezza, sono pietre miliari significative nello sviluppo alimentare del bambino e nel suo viaggio verso l'autonomia.

Rinforzo Positivo

Il rinforzo positivo gioca un ruolo cruciale nell'incoraggiare i comportamenti desiderati. Lodare il bambino per aver provato un nuovo cibo o per essersi comportato bene a tavola può motivarlo a ripetere questi comportamenti. Le lodi dovrebbero essere specifiche e sincere, evidenziando l'azione positiva compiuta dal bambino, per far sì che comprenda esattamente per cosa viene lodato.

Creare un'Atmosfera di Supporto

Un ambiente di supporto e senza giudizi è fondamentale per permettere al bambino di sentirsi sicuro nell'esplorare nuovi cibi. Celebrare i successi contribuisce a creare un'atmosfera positiva intorno al cibo, dove il bambino sa che i suoi sforzi sono riconosciuti e apprezzati. Questo include anche mostrare comprensione e supporto nei momenti di esitazione o rifiuto, senza esercitare pressioni eccessive.

Uso di Ricompense Appropriate

Sebbene sia importante celebrare i successi, è cruciale scegliere ricompense appropriate che non instaurino dipendenze negative. Ad esempio, anziché offrire dolci o snack come ricompensa per aver mangiato verdure, si possono considerare attività speciali, come un tempo extra per leggere insieme o giocare, che non associno il cibo a valutazioni di merito.

Includere il Bambino nella Pianificazione dei Pasti

Coinvolgere il bambino nella pianificazione dei pasti e nella scelta dei cibi può essere un modo per celebrare la sua crescente autonomia e incoraggiarlo a prendere decisioni sane. Questo processo di coinvolgimento attivo non solo rafforza le abilità decisionali del bambino ma anche lo rende più propenso a mangiare cibi che ha aiutato a scegliere.

Documentare i Momenti Significativi

Tenere traccia dei progressi e dei successi del bambino nel suo percorso alimentare può essere sia un utile strumento di riflessione che una fonte di motivazione. Creare un diario alimentare o un album fotografico dei pasti può aiutare a visualizzare quanto il bambino sia cresciuto nelle sue abitudini alimentari, offrendo un senso di realizzazione e un ricordo dei momenti condivisi in famiglia.

Conclusione

Celebrare i piccoli successi nel processo di svezzamento rinforza un approccio positivo all'alimentazione, incoraggiando il bambino a esplorare, a sperimentare e ad accettare nuovi cibi con entusiasmo. Questo atteggiamento non solo facilita lo sviluppo di sane abitudini alimentari ma contribuisce anche a instillare nel bambino la fiducia in sé stesso e nel proprio rapporto con il cibo. Un approccio basato sulla celebrazione dei successi e sul rinforzo positivo è fondamentale per costruire una base solida per la salute e il benessere a lungo termine del bambino.

Capitolo 6: Superare le Sfide dello Svezzamento

6.1 Gestire la resistenza ai nuovi sapori e texture rappresenta una delle sfide più comuni che i genitori affrontano durante lo svezzamento e l'introduzione di cibi solidi ai loro bambini. La resistenza può derivare da diverse cause, tra cui la naturale cautela dei bambini verso il nuovo, preferenze individuali, o semplicemente parte del normale sviluppo. Affrontare questa sfida con strategie mirate può aiutare a superare le esitazioni del bambino, incoraggiando un approccio aperto e curioso verso il cibo.

Capire la Resistenza

La resistenza ai nuovi cibi è un comportamento normale che fa parte dello sviluppo del bambino, spesso radicato nell'istinto di cautela verso ciò che è sconosciuto. È importante riconoscere che questa esitazione non è necessariamente un rifiuto definitivo, ma può essere l'espressione di un bisogno di tempo per abituarsi a nuovi sapori e texture.

Introduzione Graduale

Presentare nuovi cibi gradualmente può aiutare a mitigare l'ansia del bambino. Iniziare con piccole quantità e abbinare nuovi sapori a cibi già familiari e apprezzati dal bambino può rendere l'esplorazione meno intimidatoria. Questo approccio permette al bambino di sperimentare senza sentirsi sopraffatto dalla novità.

Creare Esperienze Positive

L'associazione di nuovi cibi con esperienze positive è fondamentale. Condividere i pasti come un'attività familiare piacevole, dove tutti provano insieme nuovi cibi, può creare un contesto di supporto che incoraggia il bambino a esplorare. Celebrare piccoli successi e mostrare entusiasmo per i nuovi sapori può rafforzare un atteggiamento positivo verso il cibo.

Offrire Scelte

Dare ai bambini una certa autonomia nella scelta dei cibi da provare può aumentare la loro disponibilità a esplorare nuovi sapori. Anche la possibilità di scegliere tra due opzioni può far sentire il bambino più coinvolto e meno sottoposto a pressioni.

Ripetizione Senza Pressione

La ripetizione è chiave nella familiarizzazione con nuovi cibi, ma è importante che non si trasformi in una forzatura. Offrire ripetutamente un cibo non significa insistere affinché il bambino lo mangi ogni volta, ma piuttosto renderlo una presenza costante e non minacciosa nei pasti, lasciando al bambino la libertà di approcciarlo al proprio ritmo.

Essere un Modello di Ruolo

I bambini imparano osservando i comportamenti degli adulti. Mostrare apertura e curiosità verso il cibo, provando nuovi sapori e discutendo delle proprie esperienze in modo positivo, può ispirare il bambino a fare altrettanto. L'esempio dei genitori è uno strumento potente nell'incoraggiare l'accettazione di nuovi cibi.

Gestione delle Preferenze

Riconoscere che avere preferenze è parte dell'essere umani aiuta a mettere in prospettiva la resistenza ai nuovi cibi. È naturale che i bambini preferiscano certi sapori ad altri. Incoraggiare l'esplorazione senza penalizzare le preferenze esistenti può aiutare a bilanciare la sperimentazione con il rispetto per le inclinazioni individuali del bambino.

Conclusione

Affrontare la resistenza ai nuovi sapori e texture con comprensione, pazienza e strategie positive può trasformare la sfida in un'opportunità di crescita e scoperta. Creare un ambiente di pasto supportivo, dove l'esplorazione è incoraggiata e celebrata, pone le basi per lo sviluppo di abitudini alimentari sane e di un rapporto equilibrato e aperto con il cibo, che accompagnerà il bambino per tutta la vita.

6.2 Affrontare le preferenze alimentari selettive nei bambini durante lo svezzamento e oltre può rappresentare una sfida significativa per i genitori e i caregiver. Questa fase, comune nello sviluppo infantile, richiede un approccio attento e strategico per incoraggiare una dieta equilibrata e varia, fondamentale per il corretto sviluppo fisico e cognitivo del bambino.

Comprensione delle Preferenze Selettive

Le preferenze alimentari selettive possono originare da vari fattori, inclusi aspetti sensoriali come sapore, texture e colore dei cibi, esperienze passate con determinati alimenti o anche imitazione di comportamenti osservati in altri membri della famiglia. Comprendere le ragioni dietro la selettività del bambino può aiutare a formulare strategie più efficaci per ampliare la sua accettazione di cibi diversi.

Esposizione Ripetuta e Variata

Uno dei metodi più efficaci per gestire la selettività alimentare è l'esposizione ripetuta a una varietà di cibi. Presentare ripetutamente un cibo che il bambino inizialmente rifiuta, senza pressioni per consumarlo, può gradualmente ridurre la resistenza. Variare il modo in cui il cibo è preparato e presentato può anche aiutare a stimolare l'interesse del bambino verso quel cibo.

Creare un Ambiente Positivo

Mantenere un'atmosfera positiva e senza stress durante i pasti incoraggia il bambino a provare nuovi cibi. Evitare conflitti o punizioni legate al rifiuto di cibi e invece lodare i tentativi di esplorazione alimentare può rinforzare un approccio positivo verso l'alimentazione.

Coinvolgimento nella Preparazione dei Pasti

Incoraggiare il bambino a partecipare alla preparazione dei pasti può aumentare il suo interesse per il cibo. Attività come lavare la verdura, mescolare gli ingredienti o addirittura scegliere le ricette possono rendere il bambino più propenso a provare ciò che ha aiutato a preparare.

Presentazione Attraente del Cibo

La presentazione visiva dei cibi può avere un grande impatto sulla volontà del bambino di provarli. Usare colori vivaci, forme divertenti e porzioni piccole può rendere il cibo più invitante. La creatività nella disposizione dei piatti può trasformare la percezione del bambino di certi alimenti da rifiutati a desiderati.

Modello di Comportamento degli Adulti

I bambini tendono a imitare i comportamenti degli adulti che ammirano. Quando i genitori e i caregiver dimostrano entusiasmo nel provare e gustare vari cibi, i bambini sono più propensi a seguire l'esempio. Condividere le proprie esperienze positive con determinati alimenti può incoraggiare il bambino a esplorarli.

Mantenere la Flessibilità

Accettare che la selettività alimentare possa essere una fase temporanea e mantenere una certa flessibilità nell'approccio può alleviare lo stress sia per i genitori che per i bambini. Celebrare i piccoli successi senza focalizzarsi eccessivamente sui cibi rifiutati mantiene il percorso verso una dieta varia aperto e positivo.

Conclusione

Gestire le preferenze alimentari selettive richiede pazienza, persistenza e positività. Attraverso strategie come l'esposizione ripetuta, il coinvolgimento nella preparazione dei pasti, la presentazione creativa e il comportamento esemplare, è possibile guidare i bambini verso l'accettazione di una gamma più ampia di cibi. Questo approccio non solo aiuta a superare la selettività alimentare ma pone anche le basi per sane abitudini alimentari che dureranno per tutta la vita, preparando il terreno per affrontare con successo le sfide alimentari future.

6.3 Affrontare il rifiuto del cibo da parte dei bambini è una delle sfide più comuni che i genitori e i caregiver incontrano nel percorso alimentare del bambino. Questo comportamento può essere dovuto a molteplici fattori, tra cui la preferenza naturale per i sapori dolci, la paura del nuovo (neofobia alimentare), o semplicemente una parte del desiderio di indipendenza del bambino. Tuttavia, ci sono strategie efficaci che possono aiutare a gestire e superare questi momenti di rifiuto, promuovendo un approccio sano e positivo al cibo.

Comprendere le Cause del Rifiuto

Prima di tutto, è importante cercare di comprendere le ragioni dietro il rifiuto di cibo da parte del bambino. Questo può richiedere osservazione e, a volte, un po' di sperimentazione. Ad esempio, il rifiuto può essere legato alla texture del cibo, al sapore, o persino a fattori esterni come la distrazione durante i pasti. Comprendere il "perché" può fornire indicazioni su come modificare l'approccio ai pasti.

Mantenere Calma e Coerenza

La reazione dei genitori e dei caregiver al rifiuto è fondamentale. Mostrare frustrazione o arrabbiarsi può creare un'associazione negativa con l'atto di mangiare. È importante mantenere la calma e offrire supporto, mostrando al bambino che i pasti sono momenti sereni e piacevoli. La coerenza nel presentare nuovi cibi, pur rispettando i segnali di sazietà del bambino, aiuta a stabilire una routine alimentare equilibrata.

Offrire Scelte Controllate

Dare al bambino una sensazione di controllo sui suoi pasti può ridurre il rifiuto. Questo non significa lasciare che il bambino decida completamente cosa mangiare, ma piuttosto offrire scelte limitate tra cibi sani. Ad esempio, "Preferisci carote o broccoli stasera?" Questo dà al bambino un senso di autonomia all'interno di confini nutritivi stabiliti.

Rinforzo Positivo e Modello di Comportamento

Il rinforzo positivo gioca un ruolo chiave nel modificare il comportamento del bambino. Lodare il bambino per aver provato anche solo un boccone di un nuovo cibo può incoraggiare ripetizioni future di questo comportamento. Inoltre, i genitori e i caregiver possono servire come modelli positivi mangiando una varietà di cibi sani davanti al bambino, mostrando entusiasmo e godimento.

Creare un Ambiente Senza Distrazioni

Minimizzare le distrazioni durante i pasti può aiutare a focalizzare l'attenzione del bambino sul cibo. Questo significa spegnere la TV, mettere via i giocattoli e i dispositivi elettronici, e concentrarsi sulla conversazione e l'interazione faccia a faccia. Un ambiente tranquillo e concentrato favorisce una maggiore consapevolezza di ciò che si mangia, incoraggiando il bambino a provare nuovi cibi.

Coinvolgimento nel Processo Alimentare

Coinvolgere il bambino nella pianificazione dei pasti, nella spesa e nella preparazione dei cibi può aumentare il suo interesse per il cibo e ridurre il rifiuto. Questo può essere un'attività educativa che offre al bambino l'opportunità di imparare di più sui diversi alimenti, i loro benefici e come vengono preparati.

Pazienza e Perseveranza

Infine, è fondamentale avere pazienza e perseverare. Il rifiuto del cibo è spesso una fase temporanea. Continuare a offrire una varietà di cibi sani, senza forzare, e rispettando i gusti e le preferenze del bambino può, nel tempo, portare a una maggiore accettazione di nuovi sapori e texture.

Gestire il rifiuto del cibo richiede un equilibrio tra comprensione, supporto e incoraggiamento. Creando un ambiente positivo attorno al cibo, offrendo scelte controllate, e servendo da modello positivo, i genitori possono guidare i loro bambini attraverso le sfide alimentari verso abitudini alimentari sane e varie.

6.4 Navigare le fasi di rifiuto del cibo e le manifestazioni di indipendenza è una parte naturale dello sviluppo dei bambini, specialmente durante il periodo dello svezzamento e nei primi anni di vita. Queste fasi, sebbene possano essere sfidanti per i genitori, offrono opportunità uniche per insegnare ai bambini l'importanza delle scelte alimentari sane e per rafforzare il loro senso di autonomia in un contesto di supporto e comprensione.

Comprendere il Desiderio di Indipendenza

Il rifiuto del cibo può spesso riflettere il desiderio emergente del bambino di esercitare controllo e indipendenza sul proprio ambiente, inclusa la scelta di cosa mangiare. Riconoscere questo bisogno come una parte normale dello sviluppo può aiutare i genitori a rispondere in modo più empatico e strategico. Invece di vedere il rifiuto come un comportamento ostinato, può essere interpretato come un segnale che il bambino sta cercando di affermare la propria individualità.

Fornire Scelte Salutari

Una delle strategie più efficaci per gestire queste fasi è offrire scelte alimentari controllate. Presentare al bambino opzioni pre-selezionate tra cui scegliere—tutte sane e nutrizionali— gli permette di esercitare il suo desiderio di indipendenza in un modo che promuove anche una dieta equilibrata. Ad esempio, chiedere "Preferisci carote o piselli stasera?" dà al bambino una voce nella decisione, pur mantenendo il controllo sui tipi di alimenti offerti.

Mantenere la Routine e le Strutture

Stabilire e mantenere routine regolari per i pasti e gli spuntini aiuta a fornire un senso di prevedibilità e sicurezza. Anche quando i bambini cercano di esercitare la loro indipendenza, una struttura coerente intorno ai tempi dei pasti può aiutare a limitare il conflitto. Queste routine possono includere rituali semplici, come lavarsi le mani prima di mangiare o aiutare a mettere la tavola, che rinforzano la partecipazione attiva al processo del pasto.

Creare un Ambiente Positivo

Evitare conflitti o lotte di potere a tavola è cruciale. Creare un'atmosfera positiva e rilassata intorno al cibo incoraggia i bambini a esplorare nuovi sapori senza pressione. Lodare i comportamenti positivi, come provare un boccone di un nuovo alimento o usare le posate correttamente, può rinforzare l'autoefficacia e la fiducia in sé.

Modello di Comportamento Positivo

I genitori e i caregiver possono fungere da potenti modelli di ruolo dimostrando un comportamento alimentare positivo. Mangiare insieme come una famiglia, mostrare apertura a provare nuovi cibi e discutere i benefici di una dieta equilibrata possono influenzare profondamente le abitudini alimentari del bambino. Questi momenti condivisi sono anche opportunità per insegnare il valore nutrizionale dei cibi in modo interattivo e coinvolgente.

Supporto e Comprensione

Rispondere con supporto e comprensione al desiderio di indipendenza del bambino nel contesto dei pasti richiede pazienza e flessibilità. Ascoltare attivamente i loro pensieri e sentimenti sul cibo e sulle scelte alimentari aiuta a costruire un dialogo aperto che può guidare verso scelte alimentari più positive.

Conclusione

Gestire le fasi di rifiuto del cibo e l'indipendenza emergente nei bambini attraverso la comprensione, la fornitura di scelte controllate, il mantenimento di routine e strutture, la creazione di un ambiente positivo, la modellazione di comportamenti sani e il supporto empatico, prepara il terreno per lo sviluppo di abitudini alimentari sane. Questo approccio non solo affronta le sfide immediate associate al rifiuto del cibo ma contribuisce anche a instillare valori e pratiche alimentari che il bambino porterà con sé nella vita adulta.

6.5 Integrare cibi solidi nella dieta di un bambino che mostra resistenza può richiedere strategie pazienti e creative. L'obiettivo è incoraggiare il bambino ad accettare una varietà di cibi solidi in modi che rispettino i suoi ritmi, preferenze e le fasi di sviluppo, promuovendo al contempo una nutrizione equilibrata e un approccio positivo all'alimentazione.

Sperimentazione con Texture

La resistenza ai cibi solidi può spesso derivare da non familiarità con diverse texture. Iniziare con cibi di consistenza morbida e gradualmente introdurre varietà più ricche può aiutare il bambino ad adattarsi al nuovo senso in bocca. È utile variare le consistenze all'interno della stessa sessione di pasto o alternarle nei diversi pasti per abituare il bambino a una gamma più ampia di esperienze sensoriali.

Presentazione Visiva Invitante

L'aspetto visivo del cibo gioca un ruolo significativo nell'attrarre l'interesse dei bambini. Creare piatti colorati e visivamente stimolanti può rendere l'esplorazione dei cibi solidi più allettante. Usare stampini per dare forma a frutta e verdura o disporre il cibo in modo da creare immagini o disegni sul piatto sono modi efficaci per catturare la loro attenzione e curiosità.

Uso di Stoviglie e Utensili Adatti ai Bambini

Fornire al bambino stoviglie e utensili progettati specificamente per la sua età può facilitare il processo di alimentazione autonoma e rendere l'esperienza dei pasti più gestibile e meno frustrante. Piatti con scomparti, bicchieri con beccucci e posate di dimensioni appropriate non solo supportano lo sviluppo delle abilità motorie ma possono anche renderlo più propenso a provare nuovi cibi.

Coinvolgimento Attivo nel Processo di Preparazione

Coinvolgere il bambino nella preparazione dei pasti può aumentare il suo interesse e la sua volontà di provare i cibi solidi che ha aiutato a creare. Attività semplici come lavare la verdura, mescolare gli ingredienti o addirittura scegliere quali cibi preparare possono renderlo più investito nel pasto e più aperto a sperimentare con i cibi solidi.

Introduzione Graduale e Pazienza

L'introduzione di cibi solidi nella dieta di un bambino dovrebbe essere un processo graduale, senza pressioni per accelerare. Offrire nuovi cibi solidi insieme a quelli già noti e accettati può rendere il processo meno intimidatorio. Celebrare ogni piccolo successo e mostrare pazienza di fronte al rifiuto aiuta a costruire un'associazione positiva con il cibo.

Creazione di Routine Alimentari Consistenti

Stabilire routine alimentari regolari aiuta a creare aspettative chiare per i pasti e gli spuntini. Avere tempi dedicati per mangiare riduce le distrazioni e focalizza l'attenzione del bambino sul cibo, facilitando l'accettazione di nuovi cibi solidi.

Evitare Confronti e Competizioni

Ogni bambino è unico nel suo ritmo di accettazione dei cibi solidi. Evitare confronti con altri bambini o creare situazioni di competizione può prevenire sentimenti di pressione o inadeguatezza. L'accento dovrebbe essere posto sull'incoraggiare il bambino a esplorare a proprio ritmo, valorizzando i suoi progressi individuali.

Conclusione

L'integrazione di cibi solidi in un contesto di resistenza richiede un approccio attentamente calibrato che valorizzi la pazienza, la creatività e l'empatia. Fornendo al bambino esperienze positive, supporto e opportunità di esplorazione autonoma, i genitori e i caregiver possono facilitare una transizione graduale verso una dieta più varia e nutriente, ponendo le basi per sane abitudini alimentari future.

Capitolo 7: Il Legame tra Cibo, Amore e Crescita

7.1 Preparare pasti nutrienti e bilanciati per i bambini durante lo svezzamento è fondamentale per garantire che ricevano tutte le vitamine, i minerali e i nutrienti necessari per la loro crescita e sviluppo. Una dieta equilibrata aiuta non solo a sostenere la salute fisica del bambino ma anche il suo sviluppo cognitivo e il benessere emotivo. Ecco come i genitori e i caregiver possono pianificare e preparare pasti che nutrono e deliziano.

Comprendere le Esigenze Nutrizionali

Il primo passo nella preparazione di pasti nutrienti è comprendere le esigenze nutrizionali dei bambini in fase di svezzamento. Questo include una varietà di macronutrienti come proteine, carboidrati e grassi sani, così come micronutrienti essenziali come vitamine e minerali. Le proteine sono fondamentali per la crescita e la riparazione dei tessuti, i carboidrati forniscono energia, e i grassi sani supportano lo sviluppo del cervello. Vitamine e minerali, come il ferro, il calcio, la vitamina D e le vitamine del gruppo B, sono cruciali per una varietà di funzioni corporee, compreso il sostegno al sistema immunitario e lo sviluppo osseo.

Pianificazione dei Pasti

La pianificazione dei pasti gioca un ruolo chiave nel garantire che il bambino riceva una dieta equilibrata. Ideare un piano settimanale di pasti e spuntini può aiutare a variare gli alimenti offerti e garantire che tutte le esigenze nutrizionali siano soddisfatte. Includere una varietà di colori nel piatto non solo lo rende visivamente attraente per il bambino ma assicura anche una gamma di nutrienti essenziali.

Preparazione di Pasti Bilanciati

Ogni pasto dovrebbe mirare a includere un equilibrio di proteine, carboidrati e grassi, insieme a frutta e verdura per fibra, vitamine e minerali. Per esempio, una purea di verdure miste con pollo frullato e un po' di olio d'oliva può fornire un pasto bilanciato che copre diverse esigenze nutrizionali. Offrire una varietà di cibi attraverso la settimana aiuta ad esporre il bambino a diversi sapori e texture, incoraggiando abitudini alimentari più aperte.

Utilizzo di Alimenti Freschi e Integrali

Preferire cibi freschi e integrali ai cibi trasformati è fondamentale per massimizzare il contenuto nutrizionale dei pasti. Gli alimenti freschi tendono ad avere livelli più elevati di nutrienti essenziali rispetto ai loro equivalenti trasformati, che possono contenere additivi non necessari, zuccheri aggiunti e livelli più elevati di sale.

Cottura Sana

Le tecniche di cottura influenzano il valore nutrizionale dei cibi. Metodi come la cottura a vapore, la bollitura o la cottura in padella con poco grasso conservano meglio i nutrienti rispetto alla frittura. Anche la preparazione dei cibi in modi che mantengano l'interesse del bambino, come puree lisce o cibi facilmente afferrabili per le dita, è importante per incoraggiare la prova e l'accettazione di nuovi alimenti.

Coinvolgimento e Flessibilità

Coinvolgere il bambino nelle scelte alimentari, dove possibile, e rimanere flessibili rispetto alle sue reazioni può aiutare a rendere i pasti un'esperienza positiva. Riconoscere che le preferenze e le reazioni ai cibi cambieranno nel tempo e adattare di conseguenza i pasti può contribuire a un approccio più fluido e meno stressante all'alimentazione.

Conclusione

Preparare pasti nutrienti e bilanciati durante lo svezzamento richiede pianificazione, conoscenza delle esigenze nutrizionali e un approccio flessibile e creativo. Fornendo una dieta varia e ricca di nutrienti, i genitori e i caregiver possono sostenere la crescita e lo sviluppo ottimali del bambino, instillando al contempo abitudini alimentari sane che possono durare una vita.

7.2 Incorporare cibi solidi nella dieta di un bambino rappresenta una fase cruciale nello sviluppo delle abitudini alimentari e nella promozione della salute a lungo termine. L'obiettivo è non solo assicurare che il bambino riceva i nutrienti essenziali per la crescita e lo sviluppo, ma anche incoraggiare un approccio positivo al cibo che possa influenzare le sue scelte alimentari future. Ecco come si può gestire con successo questa transizione.

Gradualità nell'Introduzione dei Cibi Solidi

Il processo di integrazione dei cibi solidi dovrebbe iniziare lentamente, introducendo un nuovo cibo alla volta per monitorare eventuali reazioni allergiche o intolleranze. Questa gradualità permette anche al bambino di adattarsi ai diversi sapori e texture. Iniziare con piccole quantità e aumentarle progressivamente aiuta a costruire accettazione e preferenza per vari cibi.

Variazione e Bilanciamento

Variegare i cibi offerti è essenziale per coprire l'ampio spettro di nutrienti necessari. Ogni gruppo alimentare porta diversi nutrienti: le proteine supportano la crescita e la riparazione dei tessuti, i carboidrati forniscono energia, le verdure e la frutta offrono vitamine e minerali vitali, e i grassi sani contribuiscono allo sviluppo del cervello e alla salute generale. Bilanciare questi elementi in ogni pasto assicura una nutrizione comprensiva.

Consistenza e Preferenze

Adattare la consistenza dei cibi solidi alle abilità masticatorie e di deglutizione del bambino è fondamentale per facilitare la transizione. Iniziare con puree lisce e pappe per poi passare gradualmente a cibi più solidi aiuta a sviluppare le abilità orali necessarie. Osservare le reazioni del bambino a diverse consistenze può guidare le scelte future, rispettando le sue preferenze personali pur continuando a offrire una varietà.

Creazione di un Ambiente Positivo per i Pasti

L'ambiente in cui il bambino mangia influisce sulla sua esperienza alimentare. Creare un contesto tranquillo, libero da distrazioni e focalizzato sull'interazione positiva promuove un rapporto sano con il cibo. I pasti condivisi in famiglia, dove i cibi solidi vengono mangiati insieme, servono come opportunità di apprendimento sociale e modellamento del comportamento.

Coinvolgimento e Autonomia

Coinvolgere il bambino nel processo alimentare, consentendogli di esplorare il cibo con le mani e praticare l'uso di utensili adatti, promuove l'autonomia e la curiosità. Questa partecipazione attiva rende l'esperienza di mangiare più coinvolgente e meno intimidatoria, incoraggiando l'esplorazione di nuovi cibi.

Monitoraggio e Adattamento

Monitorare la risposta del bambino ai cibi solidi e essere pronti ad adattare la dieta in base alle sue esigenze e preferenze è un aspetto continuo della nutrizione infantile. La comunicazione con il pediatra può aiutare a garantire che le esigenze nutrizionali del bambino siano soddisfatte, specialmente in presenza di eventuali allergie alimentari o altre preoccupazioni dietetiche.

Educazione Alimentare

Incorporare lezioni semplici sull'importanza di vari cibi e i loro benefici per la salute durante i pasti può gettare le basi per un'educazione alimentare precoce. Raccontare storie sui cibi, dove provengono, e perché sono buoni per il nostro corpo può rendere l'apprendimento divertente e interattivo.

Conclusione

L'integrazione di cibi solidi nella dieta di un bambino è un processo complesso che richiede attenzione, pazienza e flessibilità. Attraverso un approccio graduale, variato e bilanciato, che rispetta le preferenze e le esigenze del bambino e promuove un ambiente positivo per i pasti, i genitori e i caregiver possono supportare lo sviluppo di sane abitudini alimentari che dureranno per tutta la vita. Questo percorso non solo nutre il corpo del bambino ma contribuisce anche al suo benessere emotivo e sociale, ponendo le fondamenta per una relazione sana e gioiosa con il cibo.

7.3 Promuovere una relazione positiva con il cibo nei bambini è una componente cruciale dello svezzamento e dello sviluppo di sane abitudini alimentari che dureranno per tutta la vita. Questo processo va oltre la semplice nutrizione, toccando aspetti del benessere emotivo, sociale e culturale legati al cibo e all'alimentazione.

Creazione di Un'Esperienza Positiva del Pasto

Fondamentale per promuovere una relazione positiva con il cibo è rendere ogni pasto un'esperienza gioiosa e priva di stress. Ciò significa evitare conflitti o pressioni per mangiare certi cibi o finire il piatto. Invece, i pasti dovrebbero essere momenti in cui i bambini possono esplorare nuovi sapori e texture in un ambiente di sostegno e incoraggiamento, dove il loro interesse e curiosità vengono nutriti.

Insegnare l'Ascolto dei Segnali di Fame e Sazietà

Insegnare ai bambini ad ascoltare i segnali del proprio corpo riguardo fame e sazietà contribuisce a sviluppare il loro senso di autonomia e autoregolazione. Questo approccio li aiuta a comprendere e rispettare le proprie esigenze fisiche, evitando sovralimentazione o restrizioni alimentari. I pasti e gli spuntini dovrebbero essere strutturati in modo che i bambini possano riconoscere quando iniziare e quando smettere di mangiare in base al loro senso di fame e sazietà, piuttosto che a fattori esterni.

Valorizzazione della Diversità Alimentare

Esposizione a una vasta gamma di cibi da diverse culture e tradizioni può arricchire l'esperienza alimentare dei bambini, insegnando loro ad apprezzare la diversità alimentare e ad essere aperti a nuove esperienze culinarie. Ciò include parlare dell'origine dei cibi, dei loro valori nutrizionali e del ruolo che giocano nelle varie culture, trasformando il pasto in un'occasione di apprendimento e di apertura mentale.

Coinvolgimento Attivo e Partecipazione

Incoraggiare i bambini a partecipare attivamente alla preparazione dei pasti e alla scelta dei cibi aumenta il loro interesse e coinvolgimento nel processo alimentare. Questo può includere attività semplici come scegliere frutta e verdura al supermercato, aiutare a lavare gli ingredienti o partecipare a semplici compiti di cucina. Questa partecipazione attiva promuove un senso di competenza e autonomia, elementi chiave per una relazione positiva con il cibo.

Modellamento Positivo

Il comportamento dei genitori e dei caregiver è un potente modello di riferimento. Dimostrare un atteggiamento positivo verso il cibo, mangiare una varietà di cibi sani e godersi i pasti come momenti di condivisione e piacere sono pratiche che i bambini tendono a imitare. Questo modellamento positivo è fondamentale per instillare abitudini alimentari sane e un atteggiamento gioioso verso l'alimentazione.

Creazione di Dialoghi Aperti

Parlare apertamente del cibo, delle sue origini, dei suoi benefici per la salute e del piacere che può portare, contribuisce a costruire una relazione positiva con l'alimentazione. Questi dialoghi possono anche servire come opportunità per discutere e navigare eventuali preoccupazioni o problemi legati al cibo, in un contesto di comprensione e supporto.

Conclusione

Promuovere una relazione positiva con il cibo nei bambini richiede un approccio olistico che valorizzi il piacere, la diversità, l'autonomia e l'apprendimento all'interno dell'esperienza alimentare. Creando un ambiente che supporta l'esplorazione positiva del cibo, i genitori e i caregiver possono aiutare i bambini a sviluppare abitudini alimentari sane, un'apprezzamento per la diversità culinaria e un approccio equilibrato all'alimentazione che contribuirà al loro benessere complessivo.

7.4 Integrare alimenti ricchi di nutrienti nella dieta quotidiana di un bambino è fondamentale per garantire che riceva tutte le vitamine, i minerali e gli altri nutrienti essenziali per la crescita sana e lo sviluppo. Questo non solo sostiene il loro sviluppo fisico, ma contribuisce anche al benessere cognitivo e emotivo. Ecco come si può realizzare un'alimentazione ricca di nutrienti in modo efficace e appagante.

Importanza dei Nutrienti Chiave

La dieta di un bambino dovrebbe includere una varietà di cibi che forniscono un ampio spettro di nutrienti essenziali. Questi includono proteine per la crescita e la riparazione dei tessuti, carboidrati complessi per l'energia, grassi sani per lo sviluppo del cervello e il funzionamento delle cellule, vitamine e minerali per sostenere vari processi corporei. Alimenti come frutta e verdura colorate, cereali integrali, legumi, carni magre, pesce, uova, e latticini dovrebbero fare parte regolare della dieta.

Pianificazione di Pasti Equilibrati

Una pianificazione attenta può aiutare a garantire che il bambino riceva un equilibrio di nutrienti ogni giorno. Questo include la creazione di un piano settimanale che incorpori una varietà di alimenti da tutti i gruppi alimentari principali. È utile pensare alla costruzione di ogni pasto intorno a una fonte di proteine, un'ampia selezione di frutta e verdura per i micronutrienti, e cereali integrali o legumi per i carboidrati complessi.

Cucina Creativa e Invitante

Presentare i cibi nutrienti in modi creativi può aumentare l'accettazione e l'entusiasmo da parte dei bambini. Ciò può includere l'uso di taglia-biscotti per creare forme divertenti con frutta e verdura, la preparazione di frullati colorati ricchi di varietà di frutta e verdure, o la realizzazione di piatti visivamente accattivanti che incoraggiano il bambino a esplorare e gustare. La presentazione dovrebbe mirare a rendere il cibo tanto invitante quanto nutriente.

Educazione Alimentare Giocosa

Incorporare l'educazione alimentare in modo giocoso e interattivo può insegnare ai bambini l'importanza di mangiare una varietà di cibi ricchi di nutrienti. Questo può includere giochi che coinvolgono il riconoscimento di diversi alimenti, raccontare storie sui benefici per la salute di vari cibi, o anche piccoli esperimenti in cucina che mostrano come gli alimenti possono trasformarsi durante la cottura.

Ascolto e Adattamento alle Preferenze

Mentre è importante incoraggiare una dieta ricca di nutrienti, è altrettanto cruciale ascoltare e rispettare le preferenze e le avversioni del bambino. Questo significa adattare i pasti per includere gli alimenti preferiti del bambino insieme a nuovi cibi nutrienti, trovando un equilibrio che sostenga sia la nutrizione che il piacere del mangiare.

Modello di Ruolo Positivo

I genitori e i caregiver svolgono un ruolo essenziale nel modellare un rapporto positivo con il cibo. Consumare una varietà di cibi ricchi di nutrienti e mostrare entusiasmo per i pasti equilibrati serve come potente esempio per i bambini. L'imitazione di questi comportamenti alimentari positivi può incoraggiare i bambini a fare scelte alimentari simili.

Promozione dell'Autonomia nel Mangiare

Incoraggiare i bambini a fare scelte alimentari da soli, sotto la guida dei genitori, può promuovere l'autonomia e la fiducia nelle loro abilità alimentari. Questo include permettere loro di scegliere tra varie opzioni salutari o aiutare nella preparazione dei pasti, fornendo opportunità per imparare l'importanza di una nutrizione equilibrata.

Conclusione

Integrare una dieta ricca di nutrienti nel regime alimentare di un bambino richiede un approccio olistico che consideri l'equilibrio nutrizionale, l'educazione alimentare, le preferenze individuali e l'importanza di un ambiente di pasto positivo. Questi sforzi congiunti possono costruire una base solida per sane abitudini alimentari che supportano lo sviluppo complessivo del bambino e promuovono un rapporto a lungo termine positivo con il cibo.

7.5 Integrare snack sani nella dieta quotidiana di un bambino è un approccio eccellente per mantenere il loro livello di energia, fornire nutrienti essenziali e promuovere abitudini alimentari sane. Gli snack possono giocare un ruolo positivo nella dieta di un bambino quando scelti con attenzione, contribuendo a soddisfare le loro esigenze nutrizionali giornaliere senza compromettere i pasti principali. Ecco come si possono selezionare e offrire snack salutari in modo efficace.

Scegliere Snack Nutrienti

La chiave per selezionare snack salutari è concentrarsi su opzioni nutrienti e minimamente lavorate. Questi includono frutta fresca, verdure crude tagliate, yogurt naturale, formaggi a basso contenuto di grassi, frutta secca (senza zuccheri aggiunti), noci e semi, e cracker integrali. Questi alimenti offrono una varietà di nutrienti essenziali come vitamine, minerali, proteine, fibre e grassi sani, contribuendo al benessere complessivo del bambino.

Tempistica e Porzioni degli Snack

È importante bilanciare la tempistica e la porzione degli snack per evitare che interferiscano con l'appetito del bambino ai pasti principali. Gli snack dovrebbero essere programmati a metà mattina e pomeriggio, servendo come ponte tra i pasti principali, non come sostituti. Porzioni controllate impediscono il sovraconsumo e sostengono la regolazione dell'appetito naturale del bambino.

Coinvolgimento dei Bambini nella Scelta degli Snack

Coinvolgere i bambini nella scelta degli snack può aumentare il loro interesse e la volontà di provare alimenti sani. Questo può essere fatto attraverso attività come la selezione di frutta o verdura durante la spesa o la preparazione di snack semplici insieme. Offrire scelte limitate tra opzioni salutari incoraggia l'autonomia mantenendo un controllo sulla qualità nutrizionale degli snack.

Presentazione Creativa

Presentare gli snack in modi visivamente attraenti e creativi può stimolare ulteriormente l'interesse dei bambini. Usare stampini per creare forme divertenti con la frutta, creare "viso sorridenti" su piattini con verdure e hummus, o assemblare mini spiedini di frutta sono modi per rendere gli snack invitanti e divertenti da mangiare.

Educazione Alimentare attraverso gli Snack

Gli snack offrono un'opportunità per insegnare ai bambini l'importanza di una dieta equilibrata e la provenienza dei cibi. Discutere i benefici nutrizionali degli snack scelti, come le vitamine nelle frutta o le proteine nello yogurt, può aumentare la consapevolezza del bambino sul perché sia importante mangiare cibi sani.

Modellare Scelte di Snack Positivi

I genitori e i caregiver possono servire come modelli positivi consumando essi stessi snack sani. Dimostrare un approccio equilibrato agli snack, scegliendo opzioni nutrienti e evitando quelli ad alto contenuto di zuccheri, grassi saturi e sale, insegna ai bambini l'importanza di fare scelte alimentari consapevoli.

Conclusione

Integrare snack sani nella dieta di un bambino richiede attenzione alla qualità nutrizionale, tempistica e porzione, oltre a un approccio creativo alla presentazione e coinvolgimento attivo dei bambini nel processo di selezione. Questi snack non solo contribuiscono a soddisfare le esigenze nutrizionali giornaliere, ma servono anche come veicoli per l'educazione alimentare e il modellamento di abitudini alimentari positive. Un approccio ben ponderato agli snack può quindi svolgere un ruolo vitale nel promuovere una relazione sana con il cibo e nel sostenere uno stile di vita attivo e sano per i bambini.

Capitolo 8: Ricette e Suggerimenti per Pasti Sani durante lo Svezzamento

8.1 Navigare le sfide comuni nello svezzamento richiede pazienza, comprensione e strategie adattabili per assicurare che il processo sia il più fluido e positivo possibile sia per i genitori che per i bambini. Una delle sfide più frequenti è la resistenza del bambino a provare nuovi cibi, spesso causata dalla neofobia alimentare, una reazione naturale durante lo sviluppo. Qui di seguito sono descritte strategie pratiche per affrontare questa e altre sfide correlate.

Affrontare la Neofobia Alimentare

La neofobia alimentare, o la paura di provare nuovi cibi, è comune nei bambini e può presentare una sfida significativa durante lo svezzamento. Per affrontare questa sfida:

Esposizione ripetuta: Presentare ripetutamente il nuovo cibo può ridurre la riluttanza. Può essere necessario offrire un nuovo cibo fino a 10-15 volte prima che un bambino decida di provarlo.

Incoraggiamento senza pressione: Incoraggiare gentilmente il bambino a esplorare nuovi cibi senza forzare. Mantenere un atteggiamento positivo e non trasformare i pasti in una battaglia di volontà.

Modellare il comportamento positivo: I genitori possono servire come esempi positivi mangiando una varietà di cibi davanti al bambino. Vedere i genitori godersi diversi cibi può incoraggiare il bambino a essere più aperto a provarli.

Creare esperienze di pasto divertenti: Utilizzare creatività nella presentazione del cibo, come fare piatti colorati o dare forma al cibo in modo divertente, può rendere più attraente l'esplorazione di nuovi sapori.

Gestione delle Preferenze Alimentari Selettive

Alcuni bambini possono sviluppare preferenze alimentari selettive, preferendo cibi specifici e rifiutando altri. Per gestire questa tendenza:

Equilibrio tra nuovi cibi e preferiti: Incorporare i cibi preferiti nei pasti insieme a nuovi cibi per ridurre la resistenza.

Coinvolgimento nel processo alimentare: Coinvolgere il bambino nella preparazione dei pasti può aumentare l'interesse e la volontà di provare cibi che ha aiutato a preparare.

Stabilire routine alimentari coerenti: Offrire pasti e spuntini a orari regolari può aiutare a stabilire un ritmo alimentare che incoraggia la prova di nuovi cibi.

Superare la Resistenza all'Autoalimentazione

Mentre alcuni bambini abbracciano l'opportunità di alimentarsi autonomamente, altri possono mostrare resistenza. Per incoraggiare l'autoalimentazione:

Offrire utensili adatti all'età: Fornire posate di dimensioni adatte ai bambini e piatti stabili può facilitare il processo di apprendimento dell'autoalimentazione.

Creare opportunità di successo: Iniziare con cibi che sono facili da afferrare e mangiare autonomamente può dare al bambino un senso di realizzazione.

Rimanere pazienti e offrire sostegno: Mostrare pazienza e offrire aiuto solo quando necessario può incoraggiare il bambino a sviluppare abilità di autoalimentazione con il tempo.

Navigare il Rifiuto del Cibo

Il rifiuto del cibo è forse una delle sfide più frustranti per i genitori. Per gestirlo:

Mantenere una prospettiva a lungo termine: Riconoscere che il rifiuto del cibo è spesso una fase temporanea può aiutare a mantenere la calma.

Offrire scelte sane: Anche di fronte al rifiuto, continuare a offrire una varietà di cibi sani ad ogni pasto.

Evitare di trasformare i pasti in conflitti: Evitare lotte di potere a tavola. Se un bambino rifiuta un cibo, rimuoverlo senza commenti negativi e provare di nuovo in un altro momento.

Attraversare le sfide dello svezzamento con strategie riflessive e un approccio positivo può aiutare a trasformare potenziali ostacoli in opportunità di crescita e scoperta per il bambino. Mantenendo la calma, offrendo varietà e incoraggiando l'esplorazione in un ambiente di supporto, i genitori possono navigare con successo in questa fase critica dello sviluppo alimentare.

8.2 La gestione dell'introduzione di cibi solidi in presenza di allergie alimentari rappresenta una sfida importante per molti genitori. Navigare questa fase richiede cautela, informazione e un'attenta osservazione per garantire la sicurezza e il benessere del bambino. Le allergie alimentari possono variare in gravità e manifestarsi con sintomi diversi, rendendo cruciale un approccio informato e misurato.

Informarsi sulle Allergie Alimentari

Prima di introdurre cibi solidi, è essenziale che i genitori si informino sulle allergie alimentari più comuni, quali sono i sintomi e come gestirli. Le allergie alimentari si verificano quando il sistema immunitario del corpo reagisce in modo eccessivo a una proteina presente nel cibo, considerandola una minaccia. Gli allergeni alimentari più comuni includono latte, uova, frutta a guscio, soia, grano, pesce e crostacei.

Introduzione Graduale di Nuovi Cibi

Quando si introducono cibi solidi in un bambino con potenziali allergie alimentari, è fondamentale farlo gradualmente, introducendo un nuovo cibo alla volta e attendendo diversi giorni prima di introdurne un altro. Questo approccio permette ai genitori di monitorare attentamente qualsiasi reazione allergica e identificare con precisione il cibo responsabile.

Riconoscere i Segni di Reazione Allergica

I genitori e i caregiver dovrebbero essere istruiti sui segni e i sintomi delle reazioni allergiche, che possono includere orticaria, gonfiore del viso, labbra, lingua o occhi, difficoltà respiratorie, tosse, vomito, diarrea e, nei casi gravi, shock anafilattico. Sapere cosa cercare e come reagire è vitale per la sicurezza del bambino.

Creare un Piano di Azione per le Allergie

È importante avere un piano di azione chiaro in caso di reazione allergica, che dovrebbe includere istruzioni su come trattare le reazioni minori e quando cercare assistenza medica immediata per le reazioni gravi. Avere a portata di mano i farmaci prescritti, come gli antistaminici o l'epinefrina autoiniettabile (se prescritta da un medico), è essenziale.

Comunicazione con i Professionisti della Salute

Consultare un pediatra o un allergologo prima di iniziare l'introduzione di cibi solidi può fornire linee guida personalizzate basate sulle esigenze specifiche del bambino. Gli specialisti possono offrire consigli su quali cibi introdurre per primi, come procedere in sicurezza e quando è il momento giusto per introdurre cibi noti per essere allergeni comuni.

Registrazione e Monitoraggio

Tenere un diario alimentare dettagliato che registra gli alimenti introdotti, le quantità consumate e qualsiasi reazione osservata può essere uno strumento prezioso nella gestione delle allergie alimentari. Questo registro aiuta a tracciare con precisione la dieta del bambino e facilita la comunicazione con i professionisti della salute.

Educazione e Supporto Emotivo

Affrontare le allergie alimentari può essere stressante per le famiglie. Cercare supporto da gruppi di genitori con esperienze simili o da professionisti della salute può offrire conforto e strategie pratiche. Inoltre, educare familiari e caregiver sull'allergia alimentare del bambino è cruciale per garantire la sua sicurezza.

Conclusione

La gestione delle allergie alimentari durante l'introduzione dei cibi solidi richiede un approccio informato, precauzionale e attento. Adottando misure preventive, istruendo se stessi sui segni delle reazioni allergiche, e lavorando a stretto contatto con i professionisti della salute, i genitori possono navigare con sicurezza questa complessa fase, assicurando che il loro bambino riceva una nutrizione sicura e salutare.

8.3 La gestione delle reazioni emotive e comportamentali dei bambini durante lo svezzamento è una sfida cruciale che i genitori devono affrontare per garantire che il processo di introduzione ai cibi solidi sia tanto nutriente quanto positivo dal punto di vista emotivo. Questa fase può essere accompagnata da frustrazioni, capricci e rifiuto del cibo, comportamenti che richiedono strategie pazienti e riflessive per essere gestiti in modo efficace.

Comprendere le Cause del Comportamento

Le reazioni emotive e comportamentali durante lo svezzamento spesso derivano dall'esperienza del bambino di fronte a nuove texture, sapori e anche dall'ambiente dei pasti. Sentirsi sopraffatti o insicuri può portare a reazioni negative. È importante per i genitori riconoscere e validare i sentimenti del bambino, cercando di comprendere la causa alla base del comportamento, che potrebbe essere fisiologica (come fame o sazietà) o emotiva (come ansia o desiderio di indipendenza).

Mantenere la Calma e Offrire Reazioni Positive

La calma e la coerenza dei genitori di fronte ai comportamenti sfidanti sono fondamentali. Rispondere con pazienza e comprensione può aiutare a calmare il bambino e a costruire un ambiente di pasto più positivo. Invece di concentrarsi esclusivamente sul comportamento sfidante, è utile lodare i comportamenti positivi, come quando il bambino prova un nuovo cibo o si siede a tavola senza capricci.

Creazione di un Ambiente di Pasto Rilassato

L'atmosfera durante i pasti gioca un ruolo significativo nel modellare il comportamento del bambino. Un ambiente rilassato, senza pressioni per mangiare o finire il piatto, incoraggia il bambino a esplorare i cibi a proprio ritmo. Evitare distrazioni come la TV o i giocattoli a tavola può aiutare a concentrare l'attenzione sul cibo e sulla socializzazione.

Offrire Scelte e Autonomia

Dare ai bambini una certa autonomia nella scelta dei cibi può ridurre la tensione e il rifiuto. Questo non significa lasciare che decidano completamente cosa mangiare, ma offrire opzioni limitate tra cui possono scegliere. Questa strategia può aiutare i bambini a sentirsi più in controllo e meno resistenti.

Uso di Tecniche di Distrazione Positiva

In alcune situazioni, distrarre leggermente il bambino può essere utile per mitigare le reazioni negative. Questo può includere conversazioni divertenti, cantare canzoncine o fare piccoli giochi a tavola che non distolgono completamente dall'atto del mangiare ma possono ridurre la tensione.

Coinvolgimento e Partecipazione

Coinvolgere i bambini nel processo di preparazione dei pasti, dalla selezione degli alimenti alla loro preparazione, può aumentare il loro interesse e ridurre il rifiuto. Questa partecipazione attiva offre ai bambini un senso di realizzazione e li incoraggia a provare i cibi che hanno aiutato a preparare.

Gestione delle Aspettative

È importante che i genitori gestiscano le proprie aspettative riguardo al comportamento del bambino a tavola. Riconoscere che il processo di svezzamento è un percorso di apprendimento per il bambino, con alti e bassi, aiuta a mantenere una prospettiva positiva e paziente.

Conclusione

Gestire le reazioni emotive e comportamentali dei bambini durante lo svezzamento richiede un approccio equilibrato che valorizzi la comprensione, la pazienza e l'incoraggiamento. Creando un ambiente di pasto supportivo, offrendo autonomia e coinvolgimento nelle scelte alimentari, e mantenendo aspettative realistiche, i genitori possono aiutare i bambini a navigare le sfide dello svezzamento con fiducia, promuovendo allo stesso tempo lo sviluppo di sane abitudini alimentari e un rapporto positivo con il cibo.

8.4 L'introduzione di alimenti solidi è un passo importante nello sviluppo di un bambino, ma può anche presentare sfide, come l'adattamento a nuove texture. La texture del cibo gioca un ruolo cruciale nell'accettazione del cibo da parte dei bambini, influenzando la loro volontà di mangiare e godere di una varietà di alimenti. Ecco alcune strategie per gestire l'adattamento a nuove texture durante lo svezzamento:

Gradualità nell'Introduzione delle Texture

Introdurre nuove texture gradualmente può aiutare i bambini a adattarsi senza sentirsi sopraffatti. Inizia con cibi morbidi e lisci, come puree e pappe, prima di passare gradualmente a consistenze più spesse e poi a cibi morbidi solidi. Questo consente al bambino di abituarsi a diverse sensazioni in bocca in un modo che rispetta il loro ritmo di apprendimento.

Variazione di Texture all'Interno di un Pasto

Offrire una varietà di texture all'interno dello stesso pasto o durante la giornata può aiutare i bambini a diventare più flessibili e aperti a nuove esperienze alimentari. Questo potrebbe significare combinare cibi lisci con quelli che richiedono più masticazione, come aggiungere pezzetti di frutta morbida a una purea o servire una zuppa con pezzi di verdure teneri.

Uso di Alimenti Familiari come Ponte

Utilizzare cibi che il bambino già conosce e ama come base per introdurre nuove texture può rendere l'esperienza meno intimidatoria. Per esempio, se al bambino piacciono le patate, provare a servirle in forme diverse: purè, al vapore in pezzi morbidi, e poi in piccole fette o dadi come ponte verso consistenze più solide.

Coinvolgimento Sensoriale

Incoraggiare il bambino a esplorare il cibo con tutti i sensi può facilitare l'accettazione di nuove texture. Permettere ai bambini di toccare, odorare e giocare con il cibo (sotto supervisione per garantire la sicurezza) può renderli più inclini a provare a mangiarlo. Questo approccio promuove anche lo sviluppo delle abilità motorie fini e della coordinazione occhio-mano.

Risposta Positiva e Incoraggiamento

Rispondere positivamente e incoraggiare il bambino quando prova cibi con nuove texture rafforza il comportamento di esplorazione. Celebrare anche i piccoli successi, come quando accettano di toccare o leccare un cibo di consistenza diversa, può costruire fiducia e ridurre l'ansia associata al cibo.

Modellamento Comportamentale

I bambini imparano osservando gli adulti intorno a loro. Mangiare insieme e mostrare entusiasmo per una varietà di consistenze può servire da potente esempio. I genitori e i caregiver possono enfatizzare il piacere di mangiare cibi di diverse texture, modellando un approccio positivo all'esplorazione alimentare.

Pazienza e Persistenza

Riconoscere che l'accettazione di nuove texture è un processo che richiede tempo è fondamentale. Essere pazienti e persistenti, senza forzare, consente al bambino di adattarsi al proprio ritmo. Celebrare i progressi e mantenere un atteggiamento positivo, anche di fronte al rifiuto, sostiene un'esperienza di apprendimento positiva.

Conclusione

Gestire l'adattamento a nuove texture durante lo svezzamento è un aspetto chiave per promuovere abitudini alimentari sane e una dieta equilibrata nei bambini. Attraverso l'introduzione graduale, la variazione, l'uso di cibi familiari, l'incoraggiamento sensoriale e comportamentale, e la pazienza, i genitori possono guidare i bambini attraverso questo viaggio di scoperta alimentare, costruendo una base solida per il piacere di mangiare una vasta gamma di cibi per tutta la vita.

8.5 La gestione di pasti disordinati durante lo svezzamento è una sfida comune che molti genitori affrontano con un misto di esitazione e accettazione. La fase dello svezzamento non è solo un processo di apprendimento per i bambini ma anche per i genitori, che devono trovare il giusto equilibrio tra permettere ai bambini di esplorare e mantenere un certo livello di ordine. Ecco alcune strategie efficaci per affrontare e gestire i pasti disordinati, trasformando potenziali frustrazioni in opportunità di crescita e apprendimento.

Accettare il Disordine Come Parte dell'Apprendimento

Riconoscere che il disordine fa parte del processo di apprendimento dello svezzamento aiuta a ridimensionare le aspettative. I bambini imparano attraverso l'esplorazione sensoriale, che include toccare, annusare e talvolta spargere il cibo. Questa fase di esplorazione è cruciale per lo sviluppo delle abilità motorie e per l'accettazione di nuovi cibi e texture. Accettare che il disordine sia un passaggio necessario può aiutare i genitori a sentirsi più a loro agio con questa fase.

Preparazione e Prevenzione

Preparare l'area dei pasti per minimizzare il disordine può ridurre lo stress per i genitori e rendere la pulizia più facile.

Utilizzare tovagliette lavabili, bavaglini con tasche raccogli-cibo, e posizionare un telo o una tovaglia facilmente lavabile sotto il seggiolone può catturare gran parte del disordine, limitando la diffusione a zone più ampie della casa.

Incoraggiare l'Autonomia con Strumenti Adeguati

Fornire ai bambini utensili adatti alla loro età e abilità motorie li incoraggia a praticare l'autoalimentazione con maggiore controllo, potenzialmente riducendo il disordine. Posate di dimensioni appropriate, piatti e ciotole con ventose che rimangono fissi al tavolo, e tazze di transizione sono strumenti utili che supportano l'autonomia riducendo al contempo le occasioni di disordine.

Impostare Regole di Base Chiare

Stabilire regole di base per i pasti può aiutare a gestire le aspettative e a ridurre il disordine. Questo non significa limitare l'esplorazione, ma insegnare comportamenti appropriati a tavola, come usare gli utensili invece di lanciare cibo o evitare di giocare con il bicchiere d'acqua. L'insegnamento di queste regole richiede pazienza e coerenza.

Pulizia Collaborativa

Incorporare la pulizia come parte dell'attività dei pasti può insegnare ai bambini la responsabilità e la cura dell'ambiente circostante. Anche i bambini piccoli possono partecipare, ad esempio, aiutando a pulire le superfici con un panno umido o raccogliendo pezzi di cibo caduti. Questo approccio promuove l'autonomia e l'importanza del lavoro di squadra.

Mantenere la Prospettiva

Ricordare che la fase dei pasti disordinati è temporanea può aiutare i genitori a mantenere la prospettiva. Man mano che i bambini crescono, le loro abilità motorie si sviluppano e la capacità di mangiare in modo più ordinato migliora naturalmente. Concentrarsi sui progressi e sullo sviluppo positivo può offrire conforto nei momenti di disordine.

Conclusione

Gestire i pasti disordinati durante lo svezzamento richiede un equilibrio tra permettere ai bambini l'esplorazione necessaria per il loro sviluppo e mantenere sane abitudini e comportamenti a tavola. Attraverso l'accettazione, la preparazione, l'incoraggiamento all'autonomia, regole chiare, e mantenendo la prospettiva, i genitori possono navigare questa fase con fiducia, sapendo che stanno ponendo le basi per abitudini alimentari sane e per lo sviluppo di competenze importanti nei loro bambini.

Capitolo 9: Organizzare la Routine Alimentare

9.1 L'importanza di una dieta equilibrata durante lo svezzamento non può essere sottolineata abbastanza. Un'alimentazione che incorpora una varietà di nutrienti è fondamentale per garantire che i bambini ricevano tutto ciò di cui hanno bisogno per crescere sani e forti. Durante questa fase critica di sviluppo, ogni boccone conta, e fornire una dieta ben bilanciata può influenzare positivamente la salute a lungo termine del bambino.

Nutrienti Essenziali per la Crescita

Una dieta equilibrata durante lo svezzamento dovrebbe includere una varietà di alimenti che offrano un ampio spettro di nutrienti essenziali. Questi includono proteine per la crescita e la riparazione dei tessuti, carboidrati complessi per l'energia sostenuta, grassi sani per lo sviluppo del cervello e il funzionamento cellulare, oltre a vitamine e minerali per il supporto a vari processi corporei.

Proteine: Fondamentali per la crescita e lo sviluppo muscolare, le proteine possono essere trovate in carni magre, pesce, uova, latticini, legumi e prodotti a base di soia.

Carboidrati complessi: Forniscono energia a lungo termine e sono presenti in alimenti come cereali integrali, patate, legumi e verdure.

Grassi sani: Necessari per lo sviluppo del cervello e la salute generale, i grassi sani possono essere introdotti tramite avocadi, olio d'oliva, noci, semi e pesci grassi come il salmone.

Vitamine e Minerali: Elementi come il ferro, il calcio, la vitamina D e le vitamine del gruppo B sono cruciali per la salute del sangue, la costruzione delle ossa, il supporto immunitario e la produzione di energia. Frutta e verdura colorate, carne magra, latticini e cereali fortificati sono ottime fonti di questi nutrienti.

Pianificazione di Pasti Bilanciati

Organizzare pasti che coprano tutti i gruppi alimentari assicura che i bambini ricevano un'ampia gamma di nutrienti. La pianificazione dei pasti può anche aiutare a introdurre una varietà di sapori e texture, promuovendo abitudini alimentari sane e una maggiore accettazione di diversi cibi. È importante includere porzioni di frutta e verdura in ogni pasto per massimizzare l'apporto di vitamine e minerali.

Snack Salutari

Gli snack tra i pasti possono completare la dieta e fornire ulteriori nutrienti. Scegliere snack sani come pezzi di frutta, verdure crude con hummus, yogurt naturale o una manciata di noci può sostenere l'apporto nutrizionale senza compromettere l'appetito per i pasti principali.

Idratazione Adeguata

L'acqua svolge un ruolo cruciale nella dieta di un bambino, facilitando la digestione e l'assorbimento dei nutrienti. Assicurarsi che il bambino beva sufficiente acqua tra i pasti è fondamentale per mantenere un'adeguata idratazione, specialmente durante i mesi più caldi o quando il bambino è particolarmente attivo.

Evitare Cibi Ultra-Processati

Limitare l'introduzione di cibi ultra-processati, ricchi di zuccheri aggiunti, sale e grassi insaturi, può prevenire lo sviluppo di preferenze per cibi meno salutari. Concentrarsi su cibi interi e minimamente processati promuove una dieta più nutritiva e un migliore stato di salute generale.

Educazione Alimentare

Incorporare lezioni semplici sull'alimentazione e sul valore nutritivo dei cibi durante i pasti può aiutare i bambini a sviluppare una comprensione precoce dell'importanza di mangiare bene. Questa educazione può essere un investimento nel loro benessere a lungo termine, incoraggiandoli a fare scelte alimentari consapevoli man mano che crescono.

Concludendo, stabilire le basi per una dieta equilibrata durante lo svezzamento è essenziale per il corretto sviluppo e la salute futura dei bambini. Attraverso la pianificazione attenta dei pasti, la scelta di snack sani e l'educazione alimentare, i genitori possono guidare i loro bambini verso un rapporto positivo con il cibo che durerà tutta la vita.

9.2 La gestione dei capricci alimentari e la promozione dell'accettazione di una varietà di cibi nei bambini sono sfide comuni ma cruciali per instaurare abitudini alimentari sane. I capricci alimentari possono manifestarsi in varie forme, dalla riluttanza a provare nuovi cibi alla preferenza per cibi specifici, influenzando l'apporto nutrizionale e potenzialmente creando tensione durante i pasti. Ecco alcune strategie efficaci per navigare attraverso questa fase, incoraggiando al contempo un approccio positivo e aperto all'alimentazione.

Comprensione e Empatia

Innanzitutto, è fondamentale comprendere che i capricci alimentari fanno parte dello sviluppo normale dei bambini. Spesso, questi comportamenti riflettono il desiderio di indipendenza, l'esplorazione di limiti e l'espressione di preferenze personali. Avvicinarsi a queste situazioni con empatia e pazienza può aiutare a mitigare frustrazioni sia nei genitori che nei bambini.

Introduzione Graduale di Nuovi Cibi

Incoraggiare l'accettazione di nuovi cibi attraverso un'introduzione graduale può ridurre la resistenza. Presentare il nuovo cibo insieme a cibi già noti e graditi dal bambino può rendere l'esperienza meno intimidatoria. È utile anche offrire il nuovo cibo in diverse occasioni, poiché i bambini possono richiedere molteplici esposizioni prima di accettarlo.

Creazione di Un Ambiente Positivo

Mantenere un'atmosfera positiva e priva di stress ai pasti è cruciale. Evitare di trasformare i pasti in battaglie di volontà e, invece, concentrarsi su conversazioni piacevoli e interazioni incoraggianti. Questo approccio promuove un'associazione positiva con il momento del pasto, aumentando la probabilità che il bambino sia aperto a provare cibi nuovi.

Coinvolgimento Attivo dei Bambini

Coinvolgere i bambini nella pianificazione dei pasti, nella spesa e nella preparazione dei cibi può aumentare significativamente il loro interesse per il cibo. Questa partecipazione attiva offre ai bambini un senso di controllo e proprietà sul loro cibo, rendendoli più propensi ad accettare una varietà di alimenti.

Modello di Comportamento Positivo

Essere un modello di comportamento positivo, mangiando una varietà di cibi sani davanti ai bambini, è una delle strategie più potenti. Vedere i genitori godersi diversi tipi di cibi può ispirare curiosità e imitazione, promuovendo l'accettazione di una gamma più ampia di alimenti.

Rinforzo Positivo

Elogiare i bambini per aver provato nuovi cibi, anche se solo un assaggio, può rafforzare comportamenti positivi. È importante concentrarsi sul processo di esplorazione alimentare, piuttosto che sull'ammontare di cibo consumato, per evitare di esercitare pressioni eccessive.

Flessibilità e Creatività

Essere flessibili e creativi nella presentazione dei cibi può aiutare a superare i capricci alimentari. Sperimentare con diverse ricette, forme e colori può rendere l'esplorazione alimentare divertente e invitante per i bambini, stimolando il loro interesse e apertura verso nuovi sapori e texture.

Mantenere la Calma e la Coerenza

Infine, mantenere la calma e la coerenza di fronte ai capricci alimentari è fondamentale. Ricordare che questi comportamenti sono spesso temporanei e parte del normale sviluppo può aiutare i genitori a gestire le situazioni con maggiore serenità, fornendo un supporto costante verso la costruzione di abitudini alimentari sane.

Attraverso l'empatia, l'introduzione graduale di nuovi cibi, un ambiente positivo, il coinvolgimento dei bambini, il modello di comportamento, il rinforzo positivo, la creatività e la coerenza, è possibile guidare i bambini attraverso i capricci alimentari, incoraggiando l'accettazione di una dieta variata e nutritiva. Queste strategie non solo migliorano l'esperienza alimentare per bambini e genitori ma pongono anche le basi per una relazione sana e duratura con il cibo.

9.3 Incoraggiare il coinvolgimento familiare nel processo di svezzamento è una strategia fondamentale per creare un ambiente di supporto che favorisce lo sviluppo di sane abitudini alimentari nei bambini. La partecipazione attiva di tutti i membri della famiglia non solo rinforza il legame familiare ma promuove anche un approccio coerente e positivo all'alimentazione. Ecco come i genitori possono promuovere un coinvolgimento familiare efficace e benefico.

Creare Esperienze di Pasto Condivise

I pasti condivisi sono occasioni preziose per instaurare routine sane, condividere valori familiari intorno al cibo e godere della compagnia reciproca. Incoraggiare la presenza di tutti i membri della famiglia ai pasti, quando possibile, crea un ambiente di supporto in cui il bambino può sperimentare nuovi cibi in un contesto familiare e rassicurante. Questi momenti condivisi sono anche opportunità per insegnare l'importanza della socializzazione e della comunicazione.

Coinvolgimento nell'Acquisto e nella Preparazione dei Cibi

Includere i bambini nella pianificazione dei pasti, nella spesa e nella preparazione dei cibi può aumentare il loro interesse e la loro volontà di provare nuovi alimenti. Anche gli altri membri della famiglia possono partecipare, condividendo le proprie preferenze e incoraggiando la varietà. Questo processo aiuta i bambini a comprendere da dove provengono i cibi, come vengono preparati e il valore del lavoro di squadra nella creazione di pasti salutari.

Stabilire Ruoli e Responsabilità

Assegnare ruoli e responsabilità specifici ai membri della famiglia nel processo di alimentazione può promuovere il coinvolgimento e l'apprendimento. Ciò potrebbe includere compiti semplici adatti all'età per i bambini, come mettere la tavola o mescolare gli ingredienti. Coinvolgere attivamente fratelli e sorelle può anche aiutare a rafforzare i legami familiari e a promuovere un modello positivo.

Educazione Alimentare come Attività Familiare

L'educazione alimentare non deve essere limitata ai soli bambini; può diventare un'attività familiare che incoraggia la discussione e l'apprendimento condiviso su temi come i gruppi alimentari, i benefici nutrizionali dei diversi alimenti e l'importanza di una dieta equilibrata. Leggere insieme libri sull'alimentazione, guardare programmi educativi o partecipare a workshop sulla cucina sana sono modi per coinvolgere tutta la famiglia in questo processo educativo.

Celebrare la Diversità Culturale attraverso il Cibo

Esplorare e celebrare la diversità culturale attraverso il cibo può essere un modo efficace per coinvolgere la famiglia nell'apprendimento e nella sperimentazione. Preparare insieme piatti di diverse culture può aprire il dialogo su tradizioni alimentari diverse, arricchendo l'esperienza alimentare del bambino e promuovendo l'accettazione e l'apprezzamento della diversità.

Gestire le Sfide in Modo Costruttivo

Quando emergono sfide o disaccordi sulle pratiche alimentari, è importante affrontarli in modo costruttivo e collaborativo. Discutere apertamente le preoccupazioni, ascoltare le opinioni di tutti i membri della famiglia e cercare soluzioni condivise può aiutare a mantenere un approccio coerente e positivo allo svezzamento.

Modellare Comportamenti Positivi

I genitori e i caregiver servono come modelli primari per i bambini. Dimostrare un comportamento alimentare positivo, come mangiare una varietà di cibi sani, approcciare i pasti con entusiasmo e gestire le proprie preferenze alimentari in modo equilibrato, può influenzare profondamente le abitudini alimentari del bambino.

Incoraggiare un coinvolgimento familiare attivo e positivo nel processo di svezzamento non solo supporta lo sviluppo di sane abitudini alimentari nel bambino ma rafforza anche i legami familiari e promuove un approccio alimentare equilibrato e gioioso, essenziale per il benessere complessivo del bambino.

9.4 Il ruolo dell'istruzione e del supporto dei genitori durante il processo di svezzamento è fondamentale. Educare i genitori sulle migliori pratiche di nutrizione infantile non solo aiuta a garantire che i bambini ricevano tutti i nutrienti necessari per una crescita sana, ma rafforza anche il legame genitore-figlio attraverso esperienze alimentari positive. Questo approccio informato consente ai genitori di navigare con sicurezza le sfide dello svezzamento, promuovendo al contempo lo sviluppo di abitudini alimentari sane nei loro figli.

Fornire Informazioni Affidabili

È essenziale che i genitori abbiano accesso a informazioni affidabili e basate sulla scienza riguardanti la nutrizione infantile e lo svezzamento. Questo può includere linee guida su quando iniziare lo svezzamento, quali cibi introdurre e in quale ordine, come riconoscere i segnali di fame e sazietà del bambino, e come gestire eventuali allergie alimentari. Le fonti affidabili possono includere pediatri, nutrizionisti, risorse online ufficiali e letteratura accademica.

Workshop e Seminari

La partecipazione a workshop e seminari sullo svezzamento e sulla nutrizione infantile può fornire ai genitori conoscenze approfondite e strategie pratiche. Questi incontri offrono anche l'opportunità di porre domande specifiche a esperti del settore e di condividere esperienze e preoccupazioni con altri genitori, creando una rete di supporto.

Supporto alla Lettura e Ricerca

Incoraggiare i genitori a leggere libri e articoli riguardanti lo svezzamento e la nutrizione infantile può aiutare ad ampliare la loro comprensione e a fornire una varietà di prospettive e consigli. La conoscenza acquisita attraverso la lettura consente ai genitori di fare scelte informate riguardo all'alimentazione dei loro bambini.

Utilizzo delle Tecnologie

Le app e i siti web dedicati alla nutrizione infantile possono essere strumenti preziosi per i genitori, offrendo pianificatori di pasti, ricette, diari alimentari e forum di supporto. Queste risorse tecnologiche possono aiutare i genitori a rimanere organizzati e a trovare risposte rapide a domande comuni sullo svezzamento.

Dialogo Aperto con i Professionisti della Salute

Mantenere un dialogo aperto e regolare con pediatri e nutrizionisti permette ai genitori di ricevere consigli personalizzati e supporto continuo. Questi professionisti possono offrire linee guida specifiche basate sulle esigenze individuali del bambino, oltre a rassicurazione e incoraggiamento durante il processo di svezzamento.

Creazione di una Comunità di Supporto

Partecipare o creare gruppi di supporto per genitori, sia online che nella comunità locale, può offrire un'importante rete di supporto. Condividere esperienze, successi e sfide con altri genitori che stanno attraversando lo stesso processo può fornire conforto, nuove idee e una sensazione di non essere soli.

Apprendimento attraverso l'Esempio

I genitori possono apprendere molto osservando e partecipando a dimostrazioni pratiche di preparazione dei pasti per bambini, tecniche di alimentazione e gestione delle reazioni dei bambini al cibo. Queste esperienze pratiche possono essere particolarmente illuminanti, fornendo ai genitori la fiducia necessaria per applicare queste tecniche a casa.

Conclusione

Educare e supportare i genitori nel processo di svezzamento è un aspetto cruciale per promuovere la salute e il benessere dei bambini. Fornendo accesso a informazioni accurate, risorse di supporto e comunità di condivisione, i genitori possono essere meglio equipaggiati per affrontare le sfide dello svezzamento, garantendo che i loro figli ricevano una nutrizione ottimale e sviluppino abitudini alimentari sane che dureranno tutta la vita.

9.5 La transizione dallo svezzamento ai pasti familiari è un momento significativo nello sviluppo alimentare di un bambino, segnando un passo verso l'indipendenza alimentare e l'integrazione nelle routine alimentari della famiglia. Questa fase richiede un approccio attento per garantire che il bambino continui a ricevere una nutrizione bilanciata e impari le abitudini alimentari sane che saranno fondamentali per la sua crescita e il suo benessere. Ecco come i genitori possono gestire efficacemente questa transizione.

Gradualità nella Transizione

La transizione ai pasti familiari dovrebbe essere graduale, permettendo al bambino di adattarsi alle nuove consistenze, sapori e routine. Iniziare includendo il bambino nei pasti familiari una volta al giorno, preferibilmente quando il bambino è riposato e ricettivo, può essere un buon punto di partenza. Gradualmente, man mano che il bambino diventa più a suo agio, aumentare la frequenza dei pasti condivisi.

Adattamento delle Porzioni e delle Consistenze

Adattare le porzioni e le consistenze dei pasti familiari alle capacità del bambino è cruciale. Inizialmente, i cibi possono essere tagliati in piccoli pezzi o leggermente schiacciati per renderli più facili da mangiare. Servire porzioni piccole per evitare di sopraffare il bambino e permettere di chiedere altro se ancora affamato. Questo approccio incoraggia l'autoregolazione dell'appetito e riduce lo spreco di cibo.

Mantenimento di Una Dieta Bilanciata

Anche durante questa transizione, è fondamentale mantenere una dieta equilibrata che includa una varietà di cibi dai diversi gruppi alimentari. Ogni pasto dovrebbe mirare a fornire un buon equilibrio di proteine, carboidrati, grassi, vitamine e minerali, adattando le ricette familiari alle esigenze nutrizionali del bambino se necessario.

Coinvolgimento Attivo nei Pasti Familiari

Incoraggiare il bambino a partecipare attivamente ai pasti familiari può aumentare il suo interesse per il cibo e rafforzare le abilità sociali. Questo include permettergli di servirsi da solo (se possibile), esprimere preferenze alimentari e partecipare a conversazioni a tavola. Questo coinvolgimento attivo promuove un senso di appartenenza e può aumentare la sua disponibilità a provare nuovi cibi.

Educazione Alimentare Continua

Continuare l'educazione alimentare durante e dopo la transizione ai pasti familiari è importante per instillare la consapevolezza e l'apprezzamento per una dieta sana. Discutere l'origine dei cibi, i loro benefici per la salute e l'importanza di una dieta varia può arricchire l'esperienza alimentare del bambino e incentivare scelte alimentari consapevoli.

Flessibilità e Pazienza

È importante approcciare la transizione con flessibilità e pazienza. I gusti e le preferenze dei bambini possono cambiare rapidamente, e ci saranno giorni migliori di altri. Mantenere un atteggiamento positivo e non stressarsi per i pasti meno riusciti aiuta a creare un ambiente di pasto rilassato e accogliente.

Modellare Comportamenti Alimentari Positivi

Essere un modello di comportamento positivo, mostrando buone maniere a tavola, mangiando una varietà di cibi sani e godendo dei pasti in compagnia, è cruciale. I bambini imitano naturalmente i comportamenti degli adulti, quindi praticare abitudini alimentari positive è fondamentale per il loro apprendimento.

Attraverso un approccio graduale, la personalizzazione delle porzioni e delle consistenze, il mantenimento di una dieta equilibrata, il coinvolgimento attivo, l'educazione continua, la flessibilità e la modellazione di comportamenti positivi, i genitori possono guidare i loro bambini attraverso la transizione dallo svezzamento ai pasti familiari. Questo processo non solo nutre il corpo del bambino ma contribuisce anche al suo benessere emotivo e sociale, gettando le basi per una relazione sana e duratura con il cibo.

Capitolo 10: Guardare al Futuro: Oltre lo Svezzamento

10.1 La creazione di un ambiente favorevole ai pasti è essenziale per sostenere lo sviluppo di sane abitudini alimentari nei bambini. Un ambiente positivo e stimolante durante i pasti incoraggia l'esplorazione del cibo, supporta l'apprendimento e contribuisce a un'esperienza di pasto rilassata e gioiosa. Di seguito sono delineate strategie chiave per costruire tale ambiente, promuovendo al contempo l'inclusione, l'apprendimento e la gioia nel processo di alimentazione.

Promuovere la Comunicazione Positiva

I pasti dovrebbero essere visti come opportunità per la comunicazione e la condivisione, non solo per l'assunzione di cibo. Favorire conversazioni positive, ascoltare attivamente e coinvolgere tutti i membri della famiglia, inclusi i bambini, nelle discussioni può rafforzare i legami e rendere i pasti momenti di connessione. Parlare di argomenti non legati al cibo può aiutare a ridurre eventuali tensioni o pressioni legate all'alimentazione, rendendo i pasti più rilassati e piacevoli.

Creare una Routine Consistente

Stabilire routine consistenti per i pasti e gli spuntini aiuta a creare un senso di sicurezza e prevedibilità per i bambini. Avere orari regolari per mangiare può anche aiutare a regolare l'appetito dei bambini, assicurando che siano pronti e aperti a provare cibi durante i pasti. Questa coerenza contribuisce a instaurare sane abitudini alimentari a lungo termine.

Minimizzare le Distrazioni

Ridurre al minimo le distrazioni, come la televisione, i dispositivi elettronici o i giocattoli a tavola, permette ai membri della famiglia di concentrarsi sul pasto e sulla compagnia. Questo non solo migliora l'interazione sociale e la comunicazione ma aiuta anche i bambini a concentrarsi sulle sensazioni di fame e sazietà, ascoltando i segnali del proprio corpo.

Coinvolgimento dei Bambini nel Processo Alimentare

Coinvolgere i bambini nella pianificazione dei pasti, nella preparazione del cibo e nella sistemazione della tavola li rende più investiti nei pasti e può aumentare la loro disponibilità a provare nuovi cibi. Questo coinvolgimento può variare in base all'età, da semplici compiti come lavare la frutta a compiti più complessi come aiutare nella cottura sotto supervisione.

Presentazione Visiva Attraente

Presentare i pasti in modo visivamente attraente può stimolare l'interesse dei bambini per il cibo. Usare colori vivaci, varietà e persino giocare con la presentazione, come creare forme divertenti o visi sorridenti con il cibo, può rendere i pasti più invitanti e divertenti.

Creazione di un'Atmosfera Rilassata

Approcciare i pasti con un'atmosfera rilassata e senza fretta permette ai bambini di esplorare i cibi a loro ritmo, promuovendo un'esperienza di pasto positiva. Evitare di forzare i bambini a mangiare o a finire il piatto e, invece, incoraggiare l'esplorazione e l'apprezzamento dei cibi contribuisce a un ambiente meno stressante.

Modellare Comportamenti Alimentari Positivi

I genitori e i caregiver servono come modelli di ruolo fondamentali. Dimostrare un atteggiamento positivo verso il cibo, mangiare una varietà di alimenti sani e godere dei momenti di pasto condivide con i bambini l'importanza di un approccio equilibrato all'alimentazione.

Conclusione

La creazione di un ambiente favorevole ai pasti pone le basi per lo sviluppo di sane abitudini alimentari nei bambini. Attraverso la comunicazione positiva, la coerenza delle routine, la riduzione delle distrazioni, il coinvolgimento attivo, una presentazione attraente, un'atmosfera rilassata e il modellamento di comportamenti sani, i genitori possono trasformare i pasti in esperienze ricche di apprendimento, gioia e connessione. Questo approccio non solo nutre il corpo ma anche il legame familiare, creando ricordi duraturi intorno al tavolo da pranzo.

10.2 Superare le sfide comuni nello svezzamento, come la resistenza ai nuovi cibi, le preferenze alimentari selettive, e altri ostacoli, richiede strategie mirate e un approccio paziente e comprensivo. Questi ostacoli non sono solo normali tappe dello sviluppo infantile, ma anche opportunità per insegnare ai bambini l'importanza di una dieta equilibrata e per promuovere abitudini alimentari positive che possono durare tutta la vita. Ecco alcune strategie efficaci per superare queste sfide.

Affrontare la Resistenza ai Nuovi Cibi

La resistenza ai nuovi cibi è comune durante lo svezzamento e può essere affrontata attraverso l'esposizione ripetuta. I bambini possono aver bisogno di vedere, toccare e assaggiare un nuovo cibo molte volte prima di iniziare a accettarlo. Presentare il cibo in un ambiente senza pressioni, incoraggiando semplicemente il bambino a esplorare il cibo con curiosità, può gradualmente ridurre la resistenza. Celebrare ogni piccolo progresso e mantenere un atteggiamento positivo durante queste esplorazioni sono fondamentali.

Gestire le Preferenze Alimentari Selettive

Le preferenze alimentari selettive possono essere gestite incoraggiando la varietà in modo creativo. Questo può includere l'introduzione di cibi colorati e la preparazione di piatti visivamente attraenti che stimolano l'interesse del bambino. Coinvolgere i bambini nella scelta e nella preparazione dei cibi può aumentare la loro apertura a provare nuovi alimenti. È anche importante offrire una gamma di cibi salutari, permettendo al bambino di scegliere tra queste opzioni, per promuovere la sensazione di autonomia.

Superare l'Ansia Alimentare

L'ansia alimentare nei bambini può essere mitigata attraverso un ambiente di pasto tranquillo e rassicurante. Evitare di forzare il bambino a mangiare e, invece, utilizzare il pasto come un'opportunità di gioco e scoperta può ridurre la tensione. Storie, canzoni o piccoli giochi che coinvolgono il cibo possono trasformare l'esperienza alimentare in un'avventura piacevole, diminuendo l'ansia associata al mangiare.

Promuovere l'Indipendenza Alimentare

L'indipendenza alimentare può essere promossa offrendo agli bambini opportunità di scegliere cosa mangiano, all'interno di opzioni salutari pre-selezionate, e incoraggiandoli a utilizzare utensili da cucina adatti all'età. Questo non solo aiuta a sviluppare le loro abilità motorie, ma rafforza anche la loro fiducia nelle proprie capacità di alimentazione. Celebrare questi momenti di indipendenza rinforza il comportamento positivo.

Costruire Abitudini Alimentari Positive

Le abitudini alimentari positive possono essere costruite stabilendo routine regolari per i pasti e gli spuntini e facendo dei pasti un'occasione per la socializzazione e il legame familiare. Discutere i benefici dei diversi alimenti in modo semplice e comprensibile può aiutare i bambini a sviluppare un'apprezzamento per una dieta sana.

Rispondere ai Capricci Alimentari

I capricci alimentari richiedono un approccio calmo e coerente. Stabilire regole chiare per il comportamento a tavola e rimanere flessibili sulle preferenze alimentari aiuta a gestire questi comportamenti. È importante distinguere tra i capricci temporanei e le vere preferenze o problemi alimentari.

Conclusione

Superare le sfide comuni nello svezzamento implica un mix di accettazione, creatività, e coerenza. Affrontando la resistenza ai nuovi cibi, gestendo le preferenze selettive, riducendo l'ansia alimentare, promuovendo l'indipendenza, costruendo abitudini positive, e rispondendo ai capricci in modo strategico, i genitori possono guidare i loro bambini attraverso questa fase cruciale di sviluppo. Mantenere un dialogo aperto e positivo sul cibo e i pasti, e coinvolgere l'intera famiglia in questo processo, rafforza le basi per una vita di sane abitudini alimentari.

10.3 L'importanza di un approccio emotivo nell'alimentazione dei bambini non può essere sopravvalutata. Riconoscere e incorporare le emozioni nel processo di alimentazione aiuta a costruire una relazione sana con il cibo che va oltre la nutrizione. Questo approccio enfatizza l'importanza del cibo come mezzo di espressione dell'amore, della cura e del sostegno, nonché uno strumento per l'apprendimento e lo sviluppo emotivo. Di seguito sono esplorate strategie per integrare un approccio emotivo positivo nell'alimentazione dei bambini.

Creare Momenti di Connessione

I pasti dovrebbero essere visti come opportunità per connettersi e comunicare con i bambini, non solo come tempi per nutrirsi. Condividere storie, discutere gli eventi della giornata o semplicemente godere della compagnia reciproca può trasformare i pasti in esperienze emotivamente arricchenti. Questi momenti di connessione aiutano a instillare nei bambini il senso del cibo come parte integrante dei rapporti umani e della cultura familiare.

Ascoltare e Validare le Emozioni

È importante ascoltare e validare le emozioni dei bambini relative al cibo e ai pasti. Che si tratti di esitazione nel provare un nuovo cibo o di gioia nel mangiare un piatto preferito, riconoscere e parlare di queste emozioni può rafforzare la fiducia dei bambini nelle loro esperienze e nelle loro espressioni emotive. Questo dialogo aperto incoraggia i bambini a esplorare le loro preferenze e a sviluppare una relazione equilibrata con il cibo.

Uso del Cibo per Esprimere Cura e Amore

Il cibo è un potente mezzo per esprimere cura e amore. Preparare i piatti preferiti di un bambino per occasioni speciali o come conforto in momenti di bisogno può insegnare l'importanza del cibo come gesto di affetto. Questo non solo rafforza il legame tra genitori e figli ma promuove anche un'associazione positiva con l'alimentazione.

Promuovere l'Autostima attraverso l'Alimentazione

Incoraggiare l'indipendenza e le scelte alimentari positive può essere un importante fattore di rafforzamento dell'autostima nei bambini. Celebrare i successi, come provare un nuovo cibo o aiutare nella preparazione del pasto, riconosce il loro sforzo e contribuisce al loro senso di competenza e fiducia.

Gestione Positiva dei Conflitti

Affrontare i conflitti o i disaccordi legati al cibo in modo positivo e costruttivo è cruciale. Invece di punire o costringere, trovare soluzioni creative che rispettino le emozioni e le preferenze del bambino può insegnare importanti lezioni su come gestire le differenze e i conflitti in modo sano.

Creazione di Ricordi Positivi

I pasti e le tradizioni alimentari possono creare ricordi duraturi che i bambini porteranno con sé per tutta la vita. Creare rituali attorno ai pasti, come cucinare insieme per le festività o celebrare successi con una cena speciale, contribuisce a costruire un patrimonio emotivo legato all'alimentazione.

Conclusione

Integrare un approccio emotivo nell'alimentazione dei bambini sottolinea il ruolo del cibo non solo come nutrimento fisico ma anche come veicolo di amore, apprendimento e espressione emotiva. Creando un ambiente di pasto positivo, ascoltando e validando le emozioni dei bambini, e utilizzando il cibo per rafforzare i legami e l'autostima, i genitori possono guidare i loro figli verso lo sviluppo di una relazione sana e gratificante con il cibo. Questo approccio prepara il terreno per abitudini alimentari sane, promuove il benessere emotivo e arricchisce la vita familiare con momenti di condivisione e connessione significativi.

10.4 Fornire una varietà di ricette sane e gustose adatte allo svezzamento è cruciale per introdurre i bambini a un mondo di sapori, incoraggiando allo stesso tempo l'adozione di sane abitudini alimentari fin dalla tenera età. Una dieta variata non solo garantisce l'assunzione di tutti i nutrienti essenziali per la crescita e lo sviluppo ma stimola anche la curiosità e l'apprezzamento per il cibo nei bambini. Di seguito sono presentate strategie per integrare ricette salutari nel regime alimentare dei bambini, rendendo i pasti sia nutritivi che deliziosi.

Introduzione Graduale di Sapori e Texture

L'introduzione graduale di sapori e texture diversi è fondamentale nello svezzamento. Iniziare con puree lisce e semplici, per poi passare gradualmente a consistenze più spesse e pezzi più grandi, aiuta i bambini ad adattarsi alle nuove esperienze sensoriali senza sopraffarli. L'integrazione di una varietà di verdure, frutta, cereali integrali, proteine magre e grassi sani nelle ricette incoraggia una dieta equilibrata fin dall'inizio.

Ricette Creative e Divertenti

Sperimentare con ricette creative che includono una gamma di colori e forme può rendere l'alimentazione più divertente e invitante per i bambini. Ad esempio, frullati colorati, frittelle di verdure, mini muffin proteici o stuzzichini a forma di animali possono attirare l'attenzione dei bambini e stimolare la loro voglia di provare. La presentazione giocosa del cibo può trasformare i pasti in un'esperienza entusiasmante e educativa.

Coinvolgimento dei Bambini nella Preparazione dei Pasti

Coinvolgere i bambini nella preparazione dei pasti non solo aumenta la probabilità che mangino ciò che hanno aiutato a preparare, ma insegna anche abilità preziose come la misurazione, il mescolamento e la conoscenza degli ingredienti. Attività semplici, adatte all'età, come lavare la frutta, strappare le foglie di lattuga o aggiungere ingredienti in una ciotola, possono essere sia educative che divertenti.

Focus sulla Nutrizione Bilanciata

Le ricette dovrebbero mirare a fornire un equilibrio di macro e micronutrienti. Incorporare fonti di ferro, come carni magre e legumi, è particolarmente importante nei primi mesi di svezzamento per supportare lo sviluppo del cervello. L'aggiunta di grassi sani, da fonti come l'avocado e l'olio di oliva, contribuisce allo sviluppo cognitivo e all'assorbimento di vitamine liposolubili.

Adattare le Ricette Familiari

Adattare le ricette familiari per renderle adatte ai bambini può facilitare la transizione ai pasti condivisi e assicurare che tutti mangino lo stesso cibo, promuovendo l'unità familiare. Questo potrebbe significare modificare la dimensione dei pezzi, ridurre il sale e le spezie forti o separare porzioni prima di aggiungere condimenti piccanti.

Sperimentazione con Ingredienti Sani

Sperimentare con ingredienti sani e meno comuni può arricchire la dieta del bambino con nuovi nutrienti e sapori. Introdurre cereali integrali come quinoa, farro o orzo, o verdure meno tradizionali, può espandere la palette di sapori del bambino e promuovere l'accettazione di una vasta gamma di alimenti.

Conclusione

Incorporare ricette sane e gustose nello svezzamento è fondamentale per stimolare l'interesse dei bambini per il cibo e incoraggiare sane abitudini alimentari. Attraverso l'introduzione graduale di sapori e texture, la creatività nelle ricette, il coinvolgimento dei bambini nella cucina, e un focus sulla nutrizione bilanciata, i genitori possono garantire che i loro figli ricevano una dieta ricca e variegata. Questo approccio non solo soddisfa le esigenze nutrizionali dei bambini ma pone anche le basi per una vita di scelte alimentari sane e un apprezzamento duraturo per il cibo.

10.5 Sostenere lo sviluppo emotivo e sociale del bambino attraverso l'atto di cucinare e condividere i pasti con affetto è un aspetto fondamentale dell'alimentazione che va ben oltre il semplice nutrimento fisico. Questo processo non solo rafforza il legame tra i membri della famiglia ma insegna anche importanti lezioni di vita sui valori del prendersi cura degli altri, della condivisione e della gratitudine. Vediamo come integrare questi aspetti nel quotidiano.

La Cucina come Spazio di Apprendimento Condiviso

Trasformare la cucina in un luogo di apprendimento condiviso dove i bambini sono invitati a partecipare attivamente alla preparazione dei pasti può avere un impatto significativo sul loro sviluppo. Questa partecipazione può variare da compiti semplici come lavare la frutta a compiti più complessi adatti all'età. Attraverso queste attività, i bambini imparano non solo le abilità pratiche legate alla cucina ma anche concetti di nutrizione, matematica di base attraverso la misurazione degli ingredienti, e scienza attraverso la comprensione di come i diversi componenti reagiscono tra loro durante la cottura.

Promuovere la Comunicazione e l'Espressione Emotiva

I momenti trascorsi insieme in cucina offrono opportunità uniche per la comunicazione e l'espressione emotiva. Discutere dei cibi preferiti, condividere ricordi legati a particolari piatti o festività, e parlare delle diverse culture attraverso il cibo, può arricchire la comprensione emotiva e culturale dei bambini. Queste conversazioni possono anche aiutare i bambini a esprimere le proprie preferenze, paure o gioie, rafforzando il loro sviluppo emotivo e la fiducia nelle proprie capacità espressive.

Rafforzare i Legami Familiari e Sociali

Condividere i pasti preparati insieme rafforza i legami familiari e insegna l'importanza della coesione e del sostegno reciproco. Questi momenti condivisi promuovono il senso di appartenenza e possono diventare tradizioni familiari preziose che i bambini porteranno con sé crescendo. Inoltre, invitare amici o altri membri della comunità a condividere i pasti può ampliare le competenze sociali dei bambini, insegnando loro il valore dell'ospitalità e dell'empatia verso gli altri.

Insegnare la Gratitudine e l'Apprezzamento

Incoraggiare la pratica della gratitudine prima o dopo i pasti, come ringraziare per il cibo o per l'impegno di chi ha cucinato, può insegnare ai bambini l'importanza di apprezzare le piccole cose della vita. Questo senso di gratitudine contribuisce allo sviluppo di un atteggiamento positivo nei confronti del cibo e della vita in generale.

Gestione del Successo e della Delusione

La cucina può essere un luogo dove i bambini imparano a gestire sia il successo che la delusione. Non tutti i piatti riusciranno come previsto, e questo può diventare un'importante lezione di resilienza e di sperimentazione. Insegnare ai bambini che l'errore fa parte del processo di apprendimento e che l'importante è provare e divertirsi lungo il cammino può aiutarli a sviluppare una mentalità di crescita.

Conclusione

Cucinare e condividere i pasti con affetto non è solo un modo per nutrire il corpo ma anche per arricchire lo spirito. Attraverso queste esperienze, i bambini imparano lezioni preziose sull'importanza delle relazioni, sulla comunicazione, sull'espressione emotiva e sui valori fondamentali della vita. Questo approccio olistico all'alimentazione prepara i bambini a diventare individui empatici, resilienti e consapevoli, capaci di apprezzare il valore di una comunità unita e di relazioni basate sul rispetto e sull'affetto reciproco.

Se pensi che questo libro ti sia piaciuto e ti abbia
aiutato ti chiedo solo di dedicarmi pochi secondi a
lasciare una breve recensione su Amazon!
Grazie.
DAYANA D'ANGELO

9 798322 876632